Dr. med. Harold Markus

Chronische Müdigkeit natürlich behandeln

- Ursachen erkennen, Beschwerden behandeln
- Basisprogramm zur Stärkung des Abwehrsystems
- Sonderkapitel: Das Chronische Müdigkeits-Syndrom (CFS)

Mitarbeit: Hans Finck

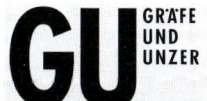

GU GRÄFE UND UNZER

Wichtiger Hinweis

In diesem GU Ratgeber sind Erläuterungen und Empfehlungen
zur naturgemäßen Behandlung der »neuen« Erkrankung, der
chronischen Müdigkeit, dargestellt.
Einzelne von dem Autor vertretene Auffassungen in bezug auf
Krankheitsentwicklung, Symptomatik und Behandlung der
chronischen Müdigkeit weichen von jenen der allgemein
anerkannten medizinischen Wissenschaft ab.
Jeder Leser ist aufgefordert, in eigener Verantwortung zu
entscheiden, ob und inwieweit die in diesem Buch empfohle-
nen Maßnahmen und Möglichkeiten ihm dabei helfen können,
die Ursachen seiner chronischen Müdigkeit zu erkennen und
richtig zu behandeln. Beachten Sie bitte auch die Hinweise im
Text, wann Sie einen Arzt aufsuchen sollten.

Inhalt

Inhalt

Inhalt

Chronische Müdigkeit – eine neue Massen- krankheit?

Der Begriff »Chronische Müdigkeit« ist schillernd. Für manche Menschen bedeutet er einfach, daß sie sich zwischendurch immer wieder müde und lustlos fühlen, obwohl sie ihre täglichen Pflichten ohne größere Schwierigkeiten erledigen können. Für andere ist das Müdigkeitsgefühl ein Dauerzustand, obwohl ihnen äußerlich kaum anzumerken ist, daß sie sich ständig erschöpft fühlen. Bei wieder anderen ist die Müdigkeit so stark und unüberwindlich, daß es ihnen trotz besten Willens nicht gelingt, einen normalen Arbeitsalltag zu bewältigen. Daneben gibt es zahlreiche weitere Zwischenstufen der chronischen Müdigkeit, die fließend ineinander übergehen. Bislang gibt es keine eindeutige Diagnosetechnik, mit der sich diese vielen Zwischenstufen unterscheiden lassen.

Krank ohne eindeutige Diagnose

Chronische Müdigkeit ist zunächst einmal ein subjektives Gefühl, das nur derjenige, der es hat, wirklich kennt. Dieses Gefühl verschwindet in der Regel auch dann nicht, wenn bei einer »objektiven« ärztlichen Untersuchung keinerlei außergewöhnliche Werte gemessen werden. Daß eine Krankheit nicht oder nur schwer zu »messen« ist, heißt aber keineswegs, daß sie nicht existiert.

Der Beweis dafür ist die Aussage des Betroffenen: »Ich fühle mich chronisch müde.« Wer dies von sich sagt, muß unbedingt ernstgenommen werden, denn »normal« ist es nicht, daß Menschen sich ständig müde fühlen. Vielmehr spricht in diesem Fall alles dafür, daß sie durch irgendwelche Faktoren beeinträchtigt, überfordert oder geschwächt sind. Es sollte in jedem Fall nach solchen Faktoren und möglicher Abhilfe gesucht werden. Am wenigsten hilft man den Betroffenen, wenn man sie als Drückeberger, Simulanten, Hypochonder oder Faulpelze bezeichnet.

Betroffene ernst nehmen

Das Chronische Müdigkeits-Sydrom

In den letzten Jahren gab es viele Presseberichte über eine angebliche neue amerikanische Massenkrankheit: das »Chronische Müdigkeits-Syndrom« (englisch: Chronic Fatigue Syndrome), hervorgerufen angeblich von »K.O.-Viren«. Anfangs bestritten viele Fachleute die Existenz dieser Krankheit, mittlerweile aber ist sie zumindest vorläufig von den amerikanischen Gesundheitsbehörden anerkannt. Wenn ein Mensch unter dieser schweren Form der chronischen Müdigkeit leidet, wird niemand mehr daran zweifeln, daß er wirklich krank ist. Denn er kann seinen normalen Alltag nicht mehr bewältigen. Manche Patienten sind so müde, daß sie sich kaum noch zum Duschen oder Frühstückmachen aufraffen können. Und das über viele Wochen und Monate.

Die (vorläufige) Definition der amerikanischen Gesundheitsbehörden lautet: Die Diagnose »Chronisches Müdigkeits-Syndrom« trifft zu, wenn die folgenden beiden Hauptkriterien erfüllt sind:

Diagnose der schweren Erkrankung

● Schwere Abgeschlagenheit verbunden mit Reduzierung der üblichen Aktivität um fünfzig Prozent für die Dauer von mindestens sechs Monaten. Mit anderen Worten: Die Betroffenen schaffen nur noch die Hälfte von dem, was sie einst getan haben, und das über viele Monate.

● Ausschluß aller anderen Erkrankungen, die zu dem unter dem ersten Kriterium beschriebenen Zustand führen können, etwa Stoffwechselstörungen, Blutarmut, Vitamin- und Mineralmangel, chronische Vergiftung, niedriger Blutdruck, Alkoholismus, Beruhigungsmittelabhängigkeit oder Tumorerkrankungen. Mit anderen Worten: Wenn umfassende ärztliche Untersuchungen keinen Hinweis auf eine andere Krankheit ergeben, die den Betroffenen so müde machen könnte, spricht man vom »Chronischen Müdigkeits-Syndrom«.

An diesen Kriterien können Sie ohne weiteres ablesen, daß es sich um einen sehr ernsten Zustand handelt, von dem zum Glück die meisten, die sich »chronisch müde« fühlen, nicht betroffen sind. Dennoch erlauben auch diese Kriterien keine völlig klare Abgrenzung. Denn zu welcher Kategorie gehören diejenigen, die nur zwei, drei oder vier Monate »die Hälfte schaffen«? Die Übergänge zu »leichteren« Formen der chronischen Müdigkeit bleiben fließend.

Klare Abgrenzung nicht möglich

»Leichte« oder »schwere« chronische Müdigkeit?

Beim Verfassen dieses Buches stand ich vor einer grundlegenden Schwierigkeit.

Einmal gibt es da die alltägliche Form der chronischen Müdigkeit, die zwar schwer zu definieren, aber heute weitverbreitet ist. Falls Sie daran zweifeln, dürfte Sie eine kleine Umfrage im Bekanntenkreis eines Besseren belehren. Diese Form ist in der Regel nicht so stark ausgeprägt, daß die Betroffenen als »krank« gelten oder sich selbst als krank einschätzen, obwohl ihre Beschwerden durchaus ernstzunehmen sind.

Leichte Ausprägung

Andererseits gibt es die zum ersten Mal in den USA beobachtete Form der chronischen Müdigkeit, das »Chronische Müdigkeits-Syndrom«. Wer daran leidet, ist eindeutig »krank«, kann nicht mehr regelmäßig arbeiten, schafft den Haushalt nicht mehr, kann den normalen Leistungsanforderungen nicht mehr genügen.

Schwere Ausprägung

Ich möchte diese beiden Formen der chronischen Müdigkeit keinesfalls in einen Topf werfen. Einmal will ich diejenigen nicht erschrecken, die vielleicht »nur« unter einer relativ leicht behebbaren und eher kurzfristigen Erschöpfung leiden, die mit dem Chronischen Müdigkeits-Syndrom wenig zu tun hat. Zum anderen will ich aber auch das Chronische Müdigkeits-Syndrom nicht verharmlosen, da es aller Wahrscheinlichkeit nach auf einer bedrohlichen Schwächung des Immunsystems beruht, die mitunter nur schwer zu behandeln ist.

Deshalb habe ich mich entschieden, die beiden Formen zumindest im Rahmen dieses Buches klar zu unterscheiden: Die erste, alltägliche Form, bei der man »nicht richtig krank« ist, nenne ich »leichte chronische Müdigkeit« (→ Seite 13), obwohl ich weiß, daß sie für die Betroffenen nicht »leicht« zu ertragen ist. Zur Bestimmung der zweiten Form halte ich mich an die Definition der amerikanischen Gesundheitsbehörden und nenne sie »Chronisches Müdigkeits-Syndrom« oder (zur Unterscheidung im Rahmen dieses Buches) »schwere chronische Müdigkeit« (→ Seite 86).

Die Heilungsaussichten sind gut

Viele Menschen, die seit längerer Zeit chronisch müde sind, plagen sich mit Ängsten, daß sie nun »ausgebrannt« sind, daß es ab jetzt nur noch bergab gehen kann in ihrem Leben. Möglicherweise kommen handfeste Sorgen um Geld, Wohnung und Arbeitsplatz dazu (»Wer sorgt dann für die Kinder?«), denn in unserer Gesellschaft zählt bekanntlich vor allem die meßbare Leistung, und die kann der, der sich ständig müde oder erschöpft fühlt, oft nicht mehr voll erbringen. Falls Sie zu solchen Ängsten neigen, möchte ich Ihnen eine optimistische Botschaft vermitteln: Es ist unwahrscheinlich, daß Ihre chronische Müdigkeit ein Anzeichen für ein zukünftiges stetes Bergab in Ihrem Leben ist. Sie ist vielmehr ein Warnsignal, das Ihnen sagt: Irgend etwas stimmt nicht in meinem Leben. Das mag an Ihrem hektischen Lebensstil, Ihren Eßgewohnheiten oder auch an einer bisher unerkannten Infektion liegen.

Unbegründete Ängste

Jede chronische Müdigkeit hat eine oder auch mehrere Ursachen. Dies gilt auch für das »Chronische Müdigkeits-Syndrom«, für das man anscheinend vor allem Viren, Pilze und Umweltgifte verantwortlich machen muß. Wenn es Ihnen – vielleicht mit Hilfe dieses Buches – gelingt, den Ursachen Ihrer chronischen Müdigkeit auf die Spur zu kommen, sollten Sie etwas dagegen unternehmen und die Erschöpfungszustände überwinden – durch Selbsthilfe oder auch durch fachmännische Unterstützung –, um sich danach möglicherweise so gut zu fühlen wie lange nicht mehr.

Ursachen erkennen und beseitigen

Bitte bedenken Sie auch: Die Faktoren, die zu chronischer Müdigkeit beitragen können, stimmen auffällig mit denen überein, die auch Krebs, Rheuma und andere ernste Zivilisationskrankheiten begünstigen können, die wesentlich schwerer rückgängig zu machen sind als »bloße« chronische Müdigkeit. Insofern können Sie unter Umständen dankbar sein, daß die Mattigkeit und Antriebslosigkeit, von denen Sie zur Zeit so genervt sind, Sie zur Besinnung auffordern. Gelingt es, die Ursachen für Ihre chronische Müdigkeit zu beseitigen, steigen vermutlich auch Ihre Chancen, nicht von anderen schweren Leiden heimgesucht zu werden.

Chance zur Besinnung

9

**Der Arzt
ist wichtig**

● Bitte beachten Sie bei der Lektüre dieses Buches, daß meine vielfältigen Anregungen zur Selbstbeobachtung und Selbstbehandlung natürlich nur ein unvollständiger Ersatz für Beratung, Diagnose und Therapie durch einen fachkundigen Arzt oder Heilpraktiker sein können. Ich halte sehr viel von dem Gedanken, daß jeder Mensch für seine Gesundheit selbst verantwortlich ist. Aber dazu gehört auch, daß er in einer schwierigen Situation die Hilfe eines erfahrenen Arztes oder Heilpraktikers in Anspruch nimmt.

Das müssen Sie wissen: Es ist schwierig, chronische Müdigkeit klar zu definieren, die Übergänge zwischen verschiedenen Schweregraden sind fließend.
Aber: Jeder, der sich chronisch müde fühlt, muß ernstgenommen werden, auch wenn bei ärztlichen Untersuchungen alles »normal« erscheint.
Fälle von schwerer chronischer Müdigkeit (das »Chronische Müdigkeits-Syndrom«) erkennt man daran, daß die Betroffenen mindestens sechs Monate lang nur zur Hälfte ihrer üblichen Aktivitäten fähig sind und sich bei ärztlichen Untersuchungen keinerlei sonstige Grunderkrankung finden läßt, die diesen Zustand erklären könnte.

Wachen und Schlafen im natürlichen Rhythmus

Erwachsene Menschen brauchen etwa sieben bis acht Stunden Schlaf, um sich tagsüber ausgeruht und frisch zu fühlen – im Sommer eher weniger, im Winter eher mehr. Bei kleinen Kindern liegt das Schlafbedürfnis wesentlich höher (sechzehn Stunden und mehr), nach dem vierzigsten Lebensjahr nimmt es allmählich ab, bis man im Alter mit etwa sechs Stunden auskommt.

**Abnehmendes
Schlaf-
bedürfnis**

Erfahrungsgemäß treffen diese Werte bei den meisten Menschen mehr oder minder zu. Falls Sie etwas mehr Schlaf brauchen (zum Beispiel achteinhalb oder neun Stunden), ist das kein Grund zur Besorgnis, vorausgesetzt, Sie fühlen sich tagsüber frisch und leistungsfähig.

Hormone regulieren unsere Aktivität

Der Wechsel zwischen Schlafen und Wachen beim Menschen ist im Idealfall eng mit den großen Rhythmen der Natur gekoppelt: Jeden Morgen erwecken die Strahlen der Sonne uns zu neuer Aktivität, zahllose Hormone werden ausgeschüttet, die uns in die Lage versetzen, zu handeln, für unseren Lebensunterhalt zu sorgen, unser Leben auf befriedigende Weise zu leben. Bis dann die dunklen Farben des Abends und der Nacht unser Nervensystem auf Ruhe, Entspannung und Schlaf umschalten. Jetzt werden andere, beruhigende Hormone ausgeschüttet; wir haben Gelegenheit, uns für einen neuen Tag zu regenerieren. Licht und Dunkelheit sind die großen Steuerungsinstanzen, die unseren Hormonhaushalt mit allem anderen Leben auf der Erde verbinden.

Der moderne Lebensstil stört den natürlichen Rhythmus

Gestörter Hormonhaushalt

Leider haben viele Menschen sich durch den zivilisatorischen Lebensstil von diesem Idealfall weit entfernt. Die allgegenwärtige künstliche Beleuchtung ist in der Lage, dem Organismus rund um die Uhr vorzugaukeln, es sei Tag oder zumindest Dämmerung. Dadurch werden die von der Natur vorgegebenen hormonellen Rhythmen gestört. Spätsendungen im Fernsehen, Diskotheken, Restaurants und Kneipen verleiten dazu, einen Teil der Nacht dem Vergnügen zu widmen und nicht dem Schlaf. Wer am nächsten Morgen ausschlafen kann, gewährt dem irritierten Organismus wenigstens einen gewissen Ausgleich. Andere vergewaltigen ihn gleich noch einmal, indem sie ihn schon früh mit starkem Kaffee stimulieren und auch im weiteren Verlauf des Tages mehrfach auf Koffein oder andere Aufputschmittel zurückgreifen. Koffein wirkt wie ein von außen zugeführtes Hormon, das den Körper auf Wachheit und Anspannung umstellt, wenn er eigentlich Erholung braucht. Viele Menschen werden durch ihre Arbeitszeiten gezwungen, die Nacht zum Tag und den Tag zur Nacht zu machen – zum Beispiel Schichtarbeiter, Taxifahrer oder die spezialisierten Fachleu-

11

te, die unter Termindruck gegen viel Geld über Nacht wichtige Maschinen oder Anlagen reparieren. Kein Wunder, daß diese Menschen sehr häufig über ständige Erschöpfung und Schlafstörungen klagen. Es ist bekannt, daß Schichtarbeiter im Durchschnitt weit häufiger und früher wegen Krankheit pensioniert werden als Menschen, die tagsüber arbeiten.

Mangel an körperlicher Arbeit

Vor große Probleme sieht sich unser Organismus auch durch die stetige Zunahme der geistigen gegenüber der körperlichen Arbeit gestellt. Bei harter körperlicher Arbeit merkt der Körper von selbst, wann er genug hat: Die Muskeln werden schwächer, man kann einfach nicht mehr. Ganz anders, wenn der Körper im Prinzip fast reglos an einem Bildschirmarbeitsplatz ausharren muß und eigentlich kaum gefordert wird. Die Signale, die Gehirn und Verstand aussenden, um uns zu sagen, daß sie mal eine Pause brauchen, sind wesentlich subtiler als die klar erkennbare körperliche Erschöpfung. Wenn dann noch der unermüdliche Bildschirm durch ein freundliches »Bitte geben Sie die nächste Buchung ein« zum Weiterarbeiten auffordert, werden die feinen Zeichen leicht übersehen, und man bleibt ohne Ruhepause im Arbeitsstreß gefangen.

Kurz: In der heutigen Welt zur rechten Zeit Schlaf und Erholung zu bekommen, ist nicht einfach, aber auch keineswegs unmöglich. In diesem Buch finden Sie eine Fülle von Hinweisen, wie Sie aus dem Teufelskreis von Aufputschdrogen und Arbeits- oder Freizeitstreß aussteigen und die gesunden Rhythmen der Natur wiederfinden können.

Leichte chronische Müdigkeit

Falls Sie nicht sicher sind, wie ernst Ihre Müdigkeit zu nehmen ist, ob Sie wirklich chronisch müde sind oder »bloß ein bißchen übermüdet«, können Ihnen die Hinweise zur Selbstbeobachtung in diesem Kapitel zu mehr Klarheit verhelfen.

Die ersten Anzeichen: Irgendwie wird Ihnen alles zuviel

Bislang schaffen Sie das meiste, was Sie sich vornehmen, noch ohne größere Schwierigkeiten. Aber es macht keinen richtigen Spaß. Egal, was Sie tun, alles erscheint Ihnen als lästige Pflicht oder als Mühe, wie ein Berg, den Sie vor sich herschieben und der nie kleiner wird. Alltägliche Pflichten, die Sie bisher zügig erledigt hatten, gehen Ihnen plötzlich zäh von der Hand, Sie würden sie am liebsten immer weiter aufschieben. Sie sehnen sich danach, einfach einmal dazuliegen oder dazusitzen und gar nichts zu tun. Vielleicht tun Sie es gelegentlich, das ist schon ein Schritt in die richtige Richtung. Ansonsten spricht alles dafür, daß Sie sich im ersten Stadium eines chronischen Erschöpfungszustandes befinden.

Sie würden am liebsten nichts tun

Wenn einmal richtig ausschlafen nicht mehr hilft

Haben Sie in letzter Zeit öfters ausschlafen können? Wenn nicht, machen Sie ein kleines Experiment: Nehmen Sie sich Zeit und Ruhe, um einmal richtig auszuschlafen. Schicken Sie Kinder, Partner, Familie fort oder suchen Sie sich selbst eine ruhige Unterkunft, und schlafen Sie einen oder zwei Tage, soviel Sie wollen. Falls Sie dort nur schlecht und unruhig schlafen oder sich trotz ausgiebigen Schlafs noch erschöpft fühlen und mutlos auf die vor Ihnen liegenden Pflichten schauen, ist Ihr Problem mit Sicherheit ernst zu nehmen.

Ein kleines Experiment

Nicht völlig erschöpft, aber auch nie ganz wach

Kennen Sie das Gefühl, daß Sie alles nur mittelmäßig erleben, ohne besondere Höhe- oder Tiefpunkte? Dinge, für die Sie sich früher hellauf begeistern konnten, rufen heute keine intensiven Gefühle bei Ihnen hervor. Probleme, für de-

13

ren Lösung Sie sich früher im Gespräch oder durch aktives Handeln eingesetzt haben, lassen Sie plötzlich kalt, oder Sie fühlen sich von dem Gedanken überfordert, Ihre Energie dafür einzusetzen. Ihre Arbeit tun Sie schon noch, aber nur aus Routine, ohne großes Engagement. Wenn Sie ein Buch lesen oder fernsehen, fällt es Ihnen schwer, volles Interesse aufzubringen und nicht zwischendurch abzuschalten. Aber auch wenn Sie dann konsequenterweise ganz abzuschalten versuchen (Fernseher aus, Buch zur Seite), können Sie sich nicht richtig entspannen. Solche Symptome sprechen dafür, daß Ihr Hormonhaushalt und Ihr Nervensystem überfordert sind. Normalerweise sollen sie den Organismus abwechselnd auf Phasen konzentrierter Aktivität und entspannter Erholung einstimmen, jetzt aber sind sie erschöpft und nicht mehr in der Lage, Ihnen intensiven Antrieb oder echte Entspannung zu vermitteln.

Ihr Nervensystem ist überfordert

Häufige Infektionskrankheiten

Hatten Sie in letzter Zeit auffällig häufig eine Grippe oder eine verschleppte Erkältung? Hat sich irgendein alter »Schwachpunkt« wieder häufiger bemerkbar gemacht, eine Krankheit, die Sie längst überwunden glaubten, etwa eine Bronchitis oder eine Blasenentzündung? Das bedeutet, daß auch Ihr Immunsystem angeschlagen ist – kein Wunder, wo Sie sich allgemein so abgespannt fühlen. Schließlich weiß man heute um die engen Zusammenhänge zwischen Psyche, Nervensystem und körperlicher Widerstandskraft. Wenn es Ihnen seelisch schlecht geht, wird auch der Körper anfälliger für Infektionen. Umgekehrt tragen natürlich solche Infektionen auch wieder zur allgemeinen Mattigkeit bei.

Zusammenhang von Körper und Seele

Sie kommen nur noch mit Kaffee oder Tee »in Gang«

Zwei Tassen Kaffee (oder Tee) zum Frühstück, drei weitere zwischendurch bei der Arbeit und einen extra starken abends, damit man sich zum Ausgehen aufraffen kann – das gehört bei vielen Menschen heute zum Alltag. Normal aber ist es deswegen nicht. Ein gesunder Organismus braucht keine Aufputschmittel, um etwas zu leisten. Es ist ein ungünstiges Zeichen, wenn Sie sich nur noch frisch fühlen,

14

wenn Sie gerade ein stimulierendes koffeinhaltiges Getränk (auch Cola zählt dazu) getrunken haben. Möglicherweise vertuschen Sie Ihre chronische Müdigkeit zur Zeit noch durch diese Anregungsmittel, sind aber auf dem Weg zur totalen Erschöpfung. Noch weitaus bedenklicher ist es, wenn Sie regelmäßig aufputschende Tabletten (zum Beispiel Amphetamine) nehmen. Solche Mittel stellen eine große Belastung für das Nervensystem dar und führen den Organismus langsam, aber sicher zum Zusammenbruch.

Aufputsch-mittel über-lagern die Erschöpfung

Der Griff zum süßen Muntermacher

Unter Umständen fühlen Sie sich häufig schwach und schlapp, bis Sie ein Stück Kuchen, einen Schokoriegel oder ein paar Brötchen mit Marmelade gegessen haben. Auch dies ist ein ungünstiges Zeichen. Es bedeutet nämlich, daß Ihnen nur dann ausreichend Energie zur Verfügung steht, wenn Sie sich ständig von außen Zucker zuführen. Normalerweise sollte die im Blut bereitgehaltene Menge des Energielieferanten Zucker ausreichen, um alle Anforderungen des Tages auch ohne süße Muntermacher zu bewältigen.

Entwicklung der Zucker-krankheit

Süßigkeiten treiben die Blutzuckermenge abrupt in die Höhe, so daß die für die Regulierung des Blutzuckers verantwortliche Bauchspeicheldrüse unverzüglich und massenhaft das Hormon Insulin produzieren muß, das den Zucker im Blut abbaut. Die Zuckermenge im Blut stürzt ebenso steil nach unten wie sie zuvor gestiegen ist, man fühlt sich schlapp und energielos und verlangt nach weiteren Süßigkeiten – ein Teufelskreis. Auf die Dauer kann die chronische Überlastung der Bauchspeicheldrüse dazu führen, daß zu wenig Insulin produziert wird. Diese Krankheit, bei der Zucker vom Körper nicht ausreichend abgebaut wird, nennt man Diabetes oder Zuckerkrankheit.

Sie wachen morgens wie gerädert auf

Möglicherweise bringt der Schlaf für Sie keine echte Erholung mehr, weil die hormonellen Mechanismen so durcheinander sind, daß Ihr Organismus nie ganz auf Ruhe und Erholung umschalten kann. Typisch wäre es dann, daß Sie auch unter Schlafstörungen leiden und nur mit Schlaftabletten zur

Der Schlaf bringt keine Erholung

Ruhe kommen. Gut möglich, daß Sie nachts mit den Zähnen knirschen und dadurch die Nacken- und Kiefermuskulatur verspannen. Auch frühmorgendliche Kopfschmerzen und Reizbarkeit können auftreten.

Sie fragen sich: Werde ich langsam alt?

Haben Sie sich in letzter Zeit manchmal gefragt, ob Sie »langsam alt« werden? Haben Sie im Rückblick auf vergangene Zeiten den Eindruck, daß Sie früher wesentlich munterer, leistungsfähiger, belastbarer und aufgeschlossener für Neues waren? Vorsicht: Solche Gedanken verleiten dazu, Dinge, die man ändern könnte, als naturgegeben hinzunehmen. Das Älterwerden ist nicht automatisch damit verbunden, daß man sich matter und müder fühlt. Falls es Ihnen so ergeht, schieben Sie die Müdigkeit nicht auf das Alter, sondern suchen Sie nach den Ursachen, die Sie müde machen. Schauen Sie sich um: Sie werden viele ältere Menschen sehen, mit denen es tatsächlich gesundheitlich rapide bergab geht, aber auch viele, die trotz ihres fortgeschrittenen Alters noch gesund und leistungsfähig sind.

Resignieren Sie nicht!

Der Rückzug in die Depression

Möglicherweise leiden Sie unter Depressionen, weil Ihnen plötzlich alles so schwer fällt, nichts mehr richtig Freude bereitet und Sie keinen Ausweg aus Ihrer Mattigkeit wissen. Ursache der Depression ist in diesem Fall die ständige Müdigkeit. Vielleicht hilft es Ihnen, wenn Sie solche Depressionen nicht als Bedrohung betrachten, sondern als Aufforderung, sich einmal eine Verschnaufpause zu gönnen, sich einmal von all dem zurückzuziehen, von dem Sie sich zur Zeit sowieso überfordert fühlen. In vielen Fällen sind Depressionen schwer von chronischen Müdigkeitszuständen zu unterscheiden oder überschneiden sich mit diesen. Denn wer – aus welchen Gründen auch immer – depressiv ist, fühlt sich oft extrem schlapp und antriebslos. Dahinter können zum Beispiel unverarbeitete seelische Wunden aus der Kindheit oder ungelöste Probleme in zwischenmenschlichen Beziehungen stecken. In diesem Fall kann es sinnvoll sein, psychotherapeutische Hilfe in Anspruch zu nehmen.

Was steht hinter der Depression?

**Zusammen-
fassung der
Symptome**

Auf einen Blick: Woran erkennen Sie die leichte chronische Müdigkeit?

• Kleine alltägliche Pflichten werden zur Mühsal;

• richtig ausschlafen hilft nicht mehr, Sie fühlen sich durch Schlafen nicht erholt;

• Sie können sich nie richtig entspannen und sind gleichzeitig wenig belastbar, nicht mehr zu Hochleistungen fähig;

• Infektionskrankheiten häufen sich;

• Sie werden nur noch mit Kaffee oder Tee munter;

• Sie greifen zwischendurch gern mal zu Süßigkeiten als »Fitmacher«;

• Sie haben das Gefühl, daß Sie in jüngeren Jahren viel munterer waren;

• Sie fühlen sich oft deprimiert.

17

Ursachen und Therapien

Ich möchte noch einmal betonen, daß ich den Begriff »leichte chronische Müdigkeit« nur benutze, um sie abzugrenzen von dem »schweren« Chronischen Müdigkeits-Syndrom, das mit sehr deutlichen Einschränkungen der normalen Leistungsfähigkeit verbunden ist.

Hoffnung für die Betroffenen

Für die Betroffenen ist eine chronische Müdigkeit fast nie »leicht«. Immerhin aber besteht bei »leichter chronischer Müdigkeit« die Hoffnung, daß sich der Behandlungserfolg relativ schnell einstellt.

In diesem Kapitel finden Sie eine ganze Reihe möglicher Ursachen für leichte chronische Müdigkeit. Durch intensive Selbstbeobachtung und von Fall zu Fall auch durch ärztliche Untersuchungen können Sie ermitteln, welche Faktoren an Ihrer chronischen Müdigkeit beteiligt sind, und etwas dagegen unternehmen.

Chronische Müdigkeit ist nur aus ganzheitlicher Sicht zu verstehen

Wenn ein Mensch chronisch müde ist, sind meist mehrere oder viele Belastungsfaktoren gleichzeitig im Spiel. Ein Faktor allein genügt in der Regel nicht, um einen gesunden Organismus so aus der Bahn zu werfen, daß er mit einem ernsten Symptom wie andauernde Erschöpfung reagiert. Wenn man den Menschen, seinen Körper und seine Seele ganzheitlich betrachtet, ist das ganz logisch: Jeder psychische Streß macht den Körper anfälliger für Infektionskrankheiten, jede körperliche Krankheit zieht auch das Seelenleben in Mitleidenschaft. Und ist erst mal irgendwo eine ernstere Störung vorhanden, so ist der Organismus auch weniger in der Lage, sich gegen weitere Angriffe, etwa durch Krankheitserreger oder andere Streßfaktoren, zu wehren. Welcher Faktor als erster das natürliche Gleichgewicht in Ihrem Körper gestört hat, bevor andere hinzukamen, ist oft nicht mehr klar zu sagen, wenn Sie bereits seit längerem unter chronischer Müdigkeit leiden. Wenn aber mehrere Faktoren beteiligt sind, was nur zu wahrscheinlich ist, dann kann auch eine ganze Reihe der Methoden zur Selbsthandlung und zur

Körper und Seele – eine Einheit

18

ärztlichen Therapie, die ich Ihnen in diesem Kapitel vorstelle, sinnvoll sein. Andererseits kann es auch vorkommen, daß schon ein einziger Therapieansatz genügt, um Ihre überforderten körperlichen und seelischen Abwehrkräfte soweit wiederherzustellen, daß sie den Rest des Problems in Eigenregie erledigen. Auch in diesem Fall kann es natürlich nicht schaden, die Selbstheilungskräfte zu unterstützen, vor allem durch gesunde Ernährung, einen regelmäßigen Lebenswandel (ausreichend Schlaf), körperliche Bewegung, Vermeiden von übertriebenen Belastungen. Bitte überlegen Sie, welche der hier genannten Belastungsfaktoren auch in Ihrem Leben eine Rolle spielen.

Stärkung der Selbstheilungskräfte

Der Streß der Hochleistungsgesellschaft

In den westlichen Industrieländern hat der Leistungsdruck in den letzten Jahrzehnten stark zugenommen. Die Unternehmen suchen durch Rationalisierungsmaßnahmen, die bis ins kleinste Detail der Arbeitsabläufe gehen, jeglichen »Leerlauf« bei ihren Maschinen, aber auch bei ihren Angestellten auszuschalten. Die Wochenarbeitszeit, nach Stunden gezählt, ist heute kürzer als vor dreißig Jahren, Intensität und Tempo der Arbeit aber sind wesentlich gestiegen. Ein ähnlicher Prozeß ist beim Geld zu beobachten: Zwar ist die »reale Kaufkraft« wesentlich gestiegen, aber gleichzeitig nimmt auch der Druck auf den Geldbeutel des einzelnen ständig zu. Man muß ein Auto fahren, um zum Arbeitsplatz zu kommen oder am Wochenende einen halbwegs ruhigen Fleck Natur zu erreichen, zahlt in den Ballungsräumen erschreckend hohe Mieten und kauft, verführt von ausgeklügelten Werbestrategien, überteuerte Markenartikel, um einem von Publicity-Leuten erfundenen Image zu genügen. Die Zahl der attraktiven Dinge, die sich über die Fernsehwerbung in jedes Wohnzimmer drängen und deren Kauf angeblich zur Steigerung des »Lebensstandards« beiträgt, ist ins Unermeßliche gewachsen. Zu erreichen sind sie für die meisten Menschen nur auf einem Weg: viel Arbeit, Karriere, Geldverdienen, Leistung, kurz: Streß.

Äußere Zwänge

Was ist Streß?

Das englische Wort »stress« bedeutet »Belastung«. Und damit wäre auch schon klar, warum Streß zwei Gesichter hat: Einmal gibt es den »guten« Streß (von Fachleuten »Eustreß« genannt), Belastungen nämlich, die uns fordern, anspornen und zur Weiterentwicklung und Verbesserung unserer Leistungen führen. Zum anderen gibt es den nachteiligen »Distreß«, der dann auftritt, wenn die Belastung zur Überlastung wird. Wenn ich in diesem Buch den Begriff »Streß« benutze, meine ich grundsätzlich die übermäßig starke Belastung, die, wenn sie länger anhält, den Organismus mit der Zeit zermürbt.

Eustreß – Distreß

Wichtig als Gegenpol zum Streß: Entspannung

Ein positiver Ansporn für Körper und Geist kann eine Belastung nur dann sein, wenn sie kurzfristig andauert und der Organismus danach wieder Zeit zur Entspannung und Regeneration hat. Aus diesem Grund stehen beim Trainingsprogramm von Leistungssportlern anstrengende Übungen in einem ausgewogenen Verhältnis zu Entspannungspausen. Leider sind die Güter, die wir zur Regeneration als Gegenpol zum Streß brauchen, in den letzten Jahren rar geworden. Gesunde Luft zum Atmen, gesundes Essen, ruhige Ecken, an denen man vor Straßenlärm geschützt ist, Wiesen und Bäume, bei deren Anblick sich Augen und Seele entspannen können – all dies ist heute zumeist schwer und nur unter finanziellem Aufwand zu erreichen. Ein Besuch in einem Land der angeblich so »unterentwickelten« Dritten Welt lehrt: Hier sind die Menschen – zumindest in den Ländern, in denen nicht krasse Hungersnot herrscht – nach unseren Maßstäben bitterarm, aber auch gelassener, weniger hektisch, entspannter. Betrachtet man dagegen unsere Gesellschaft als Ganzes, so sieht man insgesamt eine Tendenz zu immer mehr Tempo und mehr hektischer Mobilität. Das Gegengewicht zu dieser pausenlosen Beanspruchung jedoch, das Moment der Entspannung und Erholung, hat in unserem Leben immer weniger Platz.

Anspannung und Entspannung im Wechsel

Der Leistungsdruck in Schule und Freizeit

Mittlerweile greift der aus der marktwirtschaftlichen Konkurrenz herrührende Leistungsdruck immer stärker auch auf Bereiche über, die nur indirekt mit dem Bereich von Arbeit, Produktion und Dienstleistungen zu tun haben. Die jüngsten Opfer sind die Schüler, die aus Angst vor Tests, Prüfungen und Numerus clausus immer häufiger zu Aufputsch- und/oder Beruhigungsmitteln greifen.

Streß am Wochenende

Ein ebenso bestürzendes Phänomen ist unter Erwachsenen zu beobachten: Selbst die Freizeit gerät immer mehr zur anstrengenden Übung. Am Sonntag stürzt man sich in den Stau, um nach zwei Stunden Stop and Go schließlich mit der Windsurfausrüstung unter dem Arm an einem übervölkerten Seeufer anzukommen, oder man strampelt sich im Fitneßstudio an Automaten mit computergesteuerter Leistungskontrolle ab.

Streß in der Familie

Wo alles nur noch Anspannung und Leistung ist, kommen natürlich auch Ehe und Familie nicht ungeschoren davon. Um ihren Kindern in einer kinderfeindlichen Welt wenigstens etwas Auslauf und Freiheit zu ermöglichen, sind manche Eltern jeden Nachmittag unterwegs, um ihre Sprößlinge zu diversen, teuer bezahlten Freizeitaktivitäten zu fahren: Ballett, Sportverein, Klavierstunde. Und abends, wenn alles getan ist, stünde eigentlich noch etwas auf der Tagesordnung, was gar nicht zu einem straff organisierten Terminkalender paßt: Liebe und Sexualität, die am besten gedeihen, wenn die Alltagssorgen vergessen und Ruhe und Entspannung eingekehrt sind. Kein Wunder also, daß es damit in so vielen Partnerschaften nicht klappt.

Langfristige Überbelastung

Der Druck der Leistungsgesellschaft ist mittlerweile so selbstverständlich für uns geworden, daß es schwierig wird zu spüren, was er mit uns anrichtet. Ich meine, daß dieser Druck eine hohe Grundbelastung darstellt für alle, die in unserer Gesellschaft leben. Er führt nicht sofort und unmittelbar zu chronischer Müdigkeit, nagt aber langfristig an unseren Kräften. Aussteigen aus dieser Gesellschaft können wir kaum. Aber wir sollten uns zumindest bewußt Ruhepausen und Zufluchtsorte schaffen, um zu entspannen. Dies gilt ganz besonders für chronisch Müde.

Was hilft gegen Streß?

Dem Streß läßt sich auf verschiedene Weise beikommen. Im folgenden finden Sie Hinweise, Empfehlungen, aber auch Entspannungsübungen, mit deren Hilfe Sie lernen können, innerlich abzuschalten, wenn Sie sich überlastet fühlen.

Bewährte Entspannungsübungen

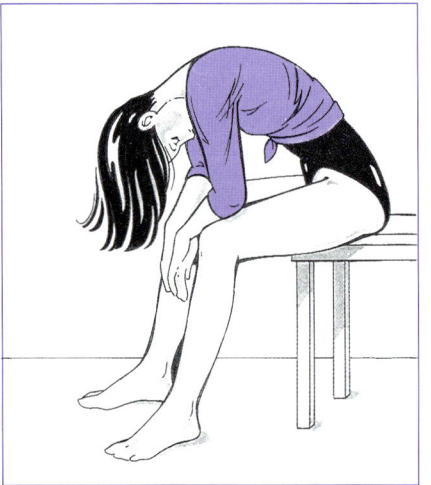

Die Droschken-kutscherstellung – eine typische Stellung aus dem autogenen Training; der Übende ist vollkommen entspannt.

● *Erste Übung – autogenes Training*

Suchen Sie sich einen ungestörten Platz und setzen Sie sich in gelöster Haltung (Droschkenkutscherstellung) auf einen Stuhl: Oberkörper leicht nach vorn gebeugt, die Beine leicht gespreizt, die Hände zwischen den Oberschenkeln, die Füße fest auf dem Boden, der Kopf nach vorn geneigt, die Augen geschlossen. Denken oder sagen Sie dann: »Ich bin vollkommen ruhig..., ruhig, gelöst und entspannt.« Spüren Sie, wie sich Ihr körperliches Befinden auf diese Autosuggestion hin verändert. Wiederholen Sie die Suggestion einige Male, und geben Sie sich der Entspannung hin.

»Ich bin ruhig und entspannt.«

Richtiges Atmen
*kann im Liegen,
im Sitzen sowie
im Stehen geübt
werden.
Wichtig: Atmen Sie
tief und langsam in
den Bauch.*

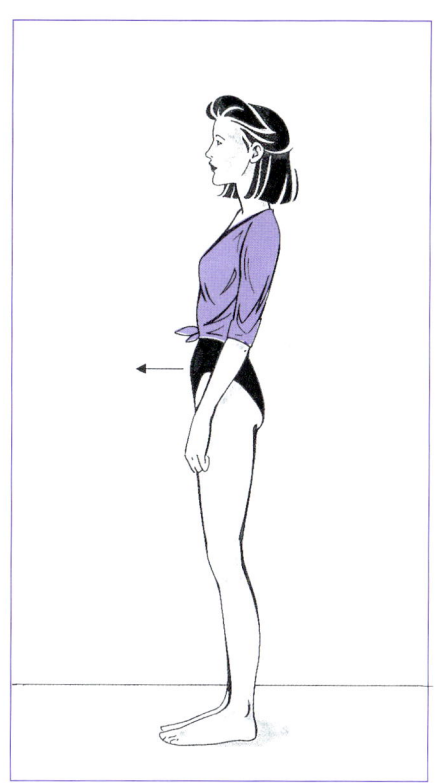

● *Zweite Übung – Entspannung durch richtiges Atmen*

Für diese Übung brauchen Sie nichts außer einer ungestörten Umgebung. Mit etwas Erfahrung können Sie sie dann
an jedem beliebigen Ort machen, auch inmitten einer Men-
schenmenge. Sie können die Übung im Liegen, im Sitzen
oder im Stehen ausführen.

Tief und   Atmen Sie langsam und tief in die Mitte Ihres Bauches (ja-
langsam   panisch: Hara). Dieser Punkt befindet sich etwa drei Finger-
atmen   breit unter Ihrem Bauchnabel. Während des Einatmens
dehnt sich der untere Bereich des Bauches leicht nach vorn.
Nach dem Einatmen halten Sie den Atem einige Sekunden

lang an. Dann atmen Sie ruhig aus. Die Ausatmung sollte zwei- bis dreimal so lange wie die Einatmung dauern. Atmen Sie in dieser Weise anfangs nur etwa fünfmal, um die Wirkung dieser Übung kennenzulernen. Wenn sich Ihr Organismus nach und nach an diese bewußte Art zu atmen gewöhnt hat, können Sie die Übung auf fünf bis zehn Minuten ausdehnen.

Länger aus- als einatmen

Diese Übung wirkt nicht nur entspannend, sondern auch kräftigend auf den ganzen Körper. Sie aktiviert Verdauung und Kreislauf und verleiht seelisches Selbstvertrauen und Stabilität.

Feldenkrais-Übung –
Entspannung durch bewußtes Spüren des Körpers; der Übende wandert mit seiner Aufmerksamkeit eine Körperseite entlang und spürt, wie sie am Boden aufliegt.

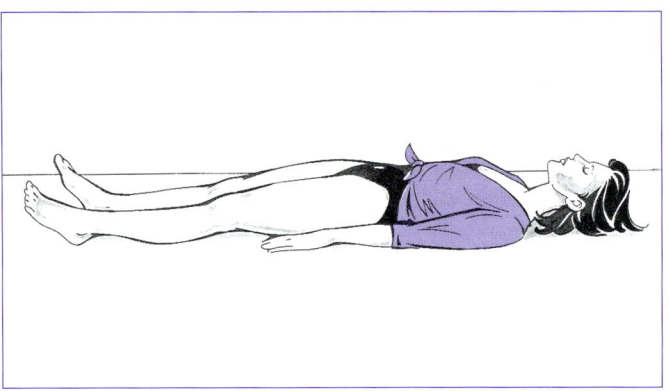

● *Dritte Übung – Feldenkrais*

Suchen Sie sich ein Zimmer, in dem Sie nicht gestört werden können. Legen Sie sich mit dem Rücken auf den Teppich oder auf eine dünne Wolldecke. Ihre Kleidung und die Raumtemperatur sollten so sein, daß Sie auch bei längerem Stilliegen nicht frieren.

Spüren Sie nun Schritt für Schritt, wie Ihre rechte Körperseite dem Boden aufliegt. Beginnen Sie bei der Ferse, wandern Sie langsam weiter zum Unterschenkel, zum Knie, zum Oberschenkel, zum Beckenbereich, zu dem Gebiet um die Lendenwirbelsäule, zu Brustkorb und Rippen, Schulterblatt,

Spüren Sie den Boden

Nacken, Kopf, dann auch zum rechten Oberarm, zu Ellenbo-
gen, Unterarm und zur Hand. Nehmen Sie wahr, an welchen
Stellen Ihre rechte Körperseite fest auf dem Boden liegt, wo
sie ihn nur eben berührt, und wo sie sich brückenartig wölbt
und überhaupt nicht in Kontakt mit dem Boden ist. Dort, wo
der Kontakt fehlt, liegen Muskelverspannungen vor, die dem
Körper nicht gestatten, sich in der Ruheposition vollkommen
zu entspannen.

Wenn Sie deutlich spüren, wie intensiv Ihre rechte Seite mit
dem Boden in Berührung ist, vergleichen Sie sie mit der linken Seite. Sie werden vermutlich feststellen, daß sich die
linke Seite angespanntner und steifer anfühlt als die rechte.
Vor der Übung war die rechte ebenso steif. So viel kann es
ausmachen, wenn Sie sich gelegentlich einmal eine Viertel-
stunde Zeit nehmen, um sich Ihrer Verspannungen bewußt
zu werden. Wenn Sie wollen, richten Sie sich gemächlich
auf. Nehmen Sie diesen deutlich spürbaren Unterschied
zwischen Ihren beiden Körperhälften mit in den Alltag, und
beobachten Sie, wie lange Sie ihn noch wahrnehmen können. Oder führen Sie das geistige Durchwandern nun auf
der anderen Körperseite durch, so daß auch diese Ihnen be-
wußter und damit entspannter wird.

**Ver-
spannungen
bewußt
spüren**

● *Vierte Übung – Visualisieren*

Suchen Sie sich einen Ort, an dem Sie nicht gestört werden können. Setzen oder legen Sie sich bequem hin, und schließen Sie die Augen. Stellen Sie sich nun vor Ihrem geistigen Auge ein Haus vor. Betreten Sie das Haus durch die Eingangstür. In der Eingangshalle steht zu Ihrer Rechten eine Truhe. Öffnen Sie diese Truhe, und werfen Sie all die Anspannung hinein, die sich während des vergangenen Tages in Ihnen gesammelt hat. Schließen Sie den Deckel und drehen den Schlüssel um. Gehen Sie sodann – in Ihrer Vorstellung – durch die Tür am Ende der Halle, und betreten Sie das dahinterliegende Zimmer. Wieder finden Sie auf der rechten Seite eine Truhe. Werfen Sie alle seelischen und körperlichen Anspannungen in diese Truhe, die Ihnen durch längerfristige Probleme entstanden sind, etwa durch Geldsorgen und Beziehungskonflikte. Schließen Sie die Truhe gut ab, und gehen Sie weiter in das nächste Zimmer. Dort wartet wieder eine Truhe auf Sie. Werfen Sie all das hinein, was Sie anfällig für Verspannungen macht: Ihre Ängste und Unsicherheiten, Ihr mangelndes Stehvermögen, wenn es darum geht, Freiräume für sich selbst gegen andere zu behaupten oder durchzusetzen. Schließen Sie die Truhe gut ab, und verlassen Sie das Haus durch die hintere Tür, die in den Garten führt.

»Entrümpeln« Sie Ihre Seele

Beenden Sie die Übung, indem Sie die Augen öffnen und sich auf Ihre Umgebung besinnen. Erspüren Sie, wie sich Ihr Körper mittlerweile anfühlt. Wahrscheinlich sind Sie entspannter geworden, und Ihre Alltagsprobleme erscheinen Ihnen weniger bedrängend als vorher.

Die folgenden beiden Übungen stammen aus der Edukinestetik, einer von dem Amerikaner Paul Dennison entwickelten Methode zur Verbesserung der körperlichen und geistigen Harmonie (Literatur → Seite 106):

Übung aus der Edukinestetik – *abwechselndes Anheben von rechtem/linkem Bein und linkem/rechtem Arm regt das Zusammenspiel von rechter und linker Gehirnhälfte an.*

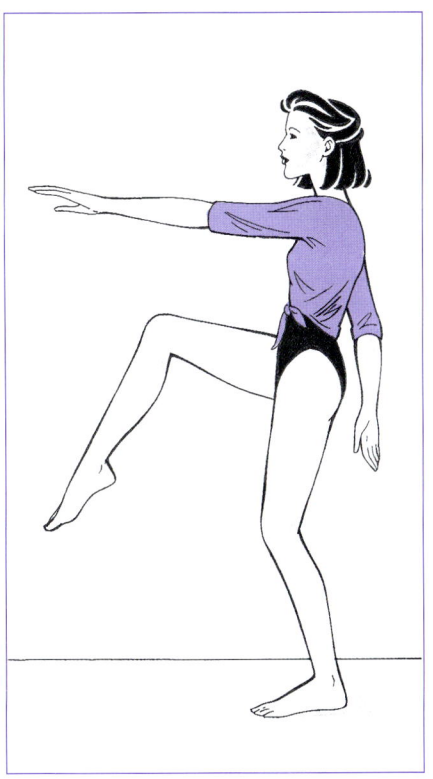

● *Fünfte Übung – Überkreuzbewegungen*

Stellen Sie sich aufrecht hin, und vollführen Sie einen einfachen Tanz: Heben Sie zunächst gleichzeitig den linken Arm und das rechte Bein, dann den rechten Arm und das linke Bein, immer abwechselnd. Entscheidend dabei ist, daß Sie gleichzeitig einen Teil Ihrer rechten Körperseite und einen (anderen) Teil Ihrer linken Körperseite bewegen. Dadurch werden Ihre rechte und Ihre linke Gehirnhälfte synchronisiert, so daß sie besser zusammenarbeiten, und Sie fühlen sich sofort besser und wacher.

Gleichzeitige Bewegungen

*Übung aus der
Edukinestetik –*
*mit dem Arm eine
liegende Acht zu
beschreiben,
harmonisiert die
Gehirnhälften.*

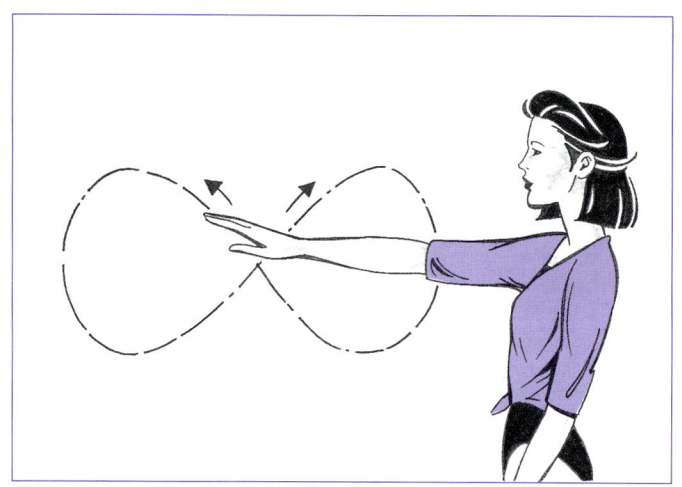

● *Sechste Übung – liegende Achten beschreiben*

Einen ähnlichen Effekt hat es, wenn Sie mit der rechten
oder mit der linken Hand liegende Achten (das Unendlich-
keitszeichen) beschreiben. Achten Sie darauf, daß Sie vom
Mittelpunkt der Acht aus die Kreise immer aufwärts beginnen. Mit etwas Übung können Sie die liegende Acht auch –
ganz unauffällig – mit den Augen beschreiben.

**In der Mitte
beginnen**

Beklopfen der
Thymusdrüse –
Aktivierung des
Energieflusses im
ganzen Körper.

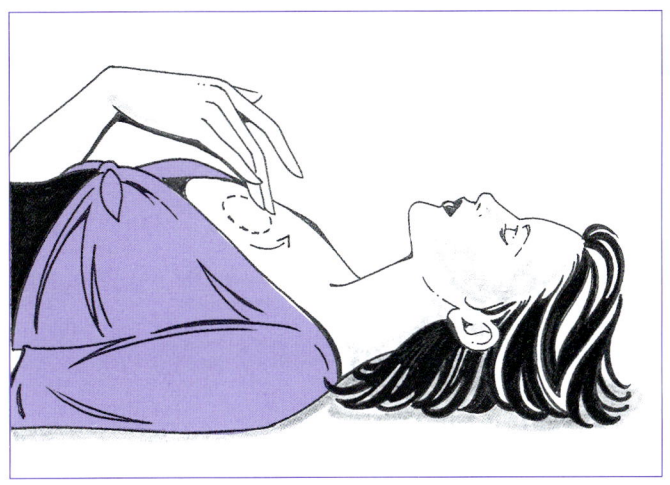

● *Siebte Übung – Thymusdrüse klopfen*

Klopfen Sie mit den Fingerspitzen gegen den Uhrzeigersinn leicht kreisend auf und um die für das Immunsystem wichtige Thymusdrüse. Der Bereich, auf den Sie klopfen müssen, liegt etwa drei Zentimeter unter dem oberen Ende des Brustbeins. Diese Übung aktiviert den Energiefluß im ganzen Körper. Vielleicht löst sich dabei automatisch ein tiefer Atemzug, der Ihren ganzen Oberkörper durchströmt. Genießen Sie diesen tiefen Atem.

Stärkt das
Immunsystem

Augen-
Entspannung –
das Auflegen der
Handinnenflächen
entspannt ange-
strengte Augen.

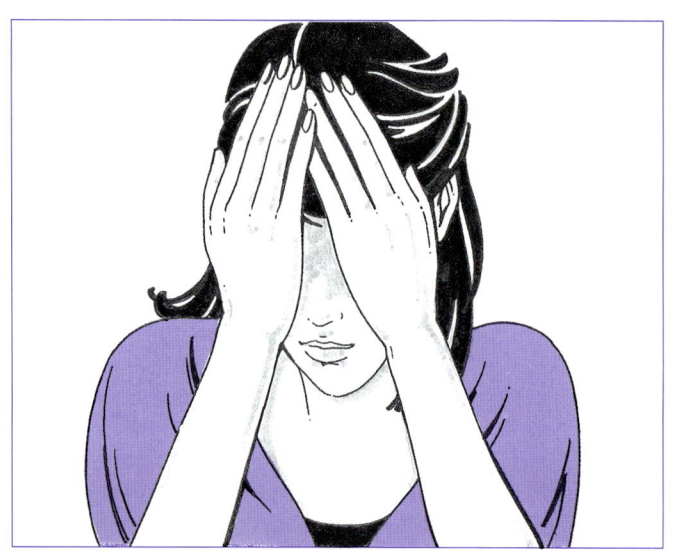

● *Achte Übung – Handflächen auf die Augen*

Bei Menschen, die geistig arbeiten, sind oft die Augen sehr verspannt. Dagegen hilft eine einfache Übung, die Sie vielleicht schon instinktiv ausgeführt haben, wenn Ihnen die Augen wehtaten.

Legen Sie die Handinnenflächen flach auf die Augen, so daß die Außenwelt ausgeschlossen ist, und genießen Sie diese warme Dunkelheit. Geben Sie Ihren Augen Gelegenheit, sich zu entspannen. Die Augen können dabei nach Wunsch geschlossen oder geöffnet sein.

Genießen Sie die Dunkelheit

Ordnung ins Leben bringen

Viele Menschen fühlen sich von den vielfältigen Anforderungen der Außenwelt so überfordert, daß sie die wichtigen nicht mehr von den weniger wichtigen Aufgaben unterscheiden können. So verbringen sie viel Zeit mit verzweifeltem Grübeln, was sie nun als erstes anpacken sollten, oder mit hektischem Hin- und Herspringen zwischen verschiedenen Tätigkeiten, ohne eine einzige zu Ende zu bringen. Falls Sie derartige Probleme haben, sollten Sie versuchen, Ihren Alltag besser zu organisieren. Machen Sie sich eine Liste der wichtigen Dinge, die Sie morgen oder bis zu bestimmten Terminen erledigen wollen oder müssen. Sortieren Sie dann diese Dinge nach Wichtigkeit und Dringlichkeit. Versuchen Sie zu schätzen, wie lange Sie für die Erledigung der einzelnen Aufgaben brauchen werden, und schreiben Sie auf, welche davon Sie voraussichtlich heute schaffen werden. Planen Sie auch eventuelle Störungen durch Telefonanrufe und ähnliches ein. Dann beginnen Sie mit der Erledigung. Das Wichtigste zuerst, dann das Zweitwichtigste, immer eins nach dem anderen. So wird der Berg der Aufgaben, die vor Ihnen liegen, nach und nach kleiner, und es ist gut möglich, daß Sie Ihre selbstgesetzten Ziele übertreffen und am Ende eines Tages noch so manches erledigen können, was eigentlich erst für den nächsten Tag vorgesehen war. Oder Sie finden einfach einmal Zeit zum Ausspannen.

Den Alltag organisieren

Ziel dieser »Ordnungstherapie« ist natürlich nicht, daß Sie in der gleichen Zeit wie bisher noch mehr arbeiten. Vielmehr können Sie lernen, Ihre Arbeit so einzuteilen, daß sie Ihnen nicht über den Kopf wächst und daß Ihnen genügend Zeit zur Erholung bleibt. Also: Gestalten Sie Ihre Planungen möglichst so, daß der Abend und das Wochenende für die Entspannung reserviert sind – Ihr Körper wird es Ihnen danken.

Zeit gewinnen

Rechtzeitige Pausen und Mittagsschlaf

Unser Körper und unser Geist sind nicht dafür gemacht, pausenlos wie Maschinen zu funktionieren. Etwa alle eineinhalb Stunden braucht der Organismus von Natur aus eine kleine Pause, um sich zu regenerieren. Niemand braucht

31

sich zu schämen, wenn er sich Ruhe zur rechten Zeit gönnt, denn nur so kann er nachher auch wieder Höchstleistungen bringen.

Beachten Sie die Signale Ihres Körpers

Achten Sie auf die Signale Ihres Körpers: Müssen Sie plötzlich gähnen? Haben Sie das Bedürfnis, sich einmal richtig zu strecken und zu räkeln? Machen Sie bei der Arbeit (etwa am Bildschirm) immer häufiger Fehler? Oder haben Sie auf einmal keine richtige Lust mehr zum Arbeiten?

Arbeitswissenschaftler und Pädagogen wissen aus langjährigen Beobachtungen, daß die Leistungen von Arbeitern und Schülern am besten sind, wenn sie alle eineinhalb Stunden eine Pause machen. Also gönnen auch Sie sich, wenn Sie diesen natürlichen Rückgang der Aktivität spüren, guten Gewissens eine Pause – keine lange, nur zehn oder zwanzig Minuten. Vertreten Sie sich die Beine, schauen Sie ein bißchen aus dem Fenster, schließen Sie die Augen und entspannen Sie sich, legen Sie sich ein paar Minuten hin, trinken Sie etwas (möglichst keine koffeinhaltigen Getränke). Wahrscheinlich fühlen Sie schon nach ein paar Minuten, wie Ihr Organismus ganz von selbst wieder auf Aktivität schaltet, und Sie mit frischer Kraft weiterarbeiten können. Wenn Sie Pausen dieser Art nicht machen, treiben Sie sich selbst übergangslos von einer Belastungsphase in die nächste und geben sich keine Möglichkeit zur Regeneration. Die langfristige Folge sind chronische Müdigkeit und Krankheit.

Entspannung zwischendurch

Wenn Sie die Möglichkeit dazu haben, kann auch der regelmäßige Schlaf um die Mittagszeit (dann, wenn es sowieso zu einem natürlichen Tief der biologischen Rhythmen kommt) die tägliche Regeneration fördern und die Leistungsfähigkeit stabilisieren.

Essen mit Gelassenheit

Die Atmosphäre ist wichtig

Die Mahlzeiten sollten nicht unter der Anspannung des Arbeitsalltags leiden. Essen sollten Sie stets in einer friedlichen und gelassenen Atmosphäre. Nicht umsonst aktiviert unser Nervensystem die Verdauungsfunktionen dann, wenn wir entspannen. Planen Sie also von vornherein genug Zeit für das Essen ein, nehmen Sie nur kleine Mengen in den Mund, kauen Sie langsam und oft (bis die Nahrung im Mund

Essen Sie langsam

zu einem flüssigen Brei wird), häufen Sie nicht schon den nächsten Bissen auf die Gabel, wenn Sie noch am letzten kauen. So werden die Mahlzeiten bekömmlicher und zu einem Ruhepol in den Anstrengungen, die der Tag mit sich bringt.

Noch eine Empfehlung: Durch die hierzulande übliche stark salz- und zuckerhaltige Nahrung leiden viele Menschen unter einem ständigen Flüssigkeitsmangel. Dieser Mangel sollte nicht durch Getränke wie Kaffee, Limonade, Cola oder Alkohol gedeckt werden, sondern am besten durch Quellwasser. Trinken Sie, wenn Sie sich überfordert fühlen, ein Glas Quellwasser ohne Kohlensäure (zum Beispiel das in Reformhäusern erhältliche Volvic). Halten Sie auch am Arbeitsplatz immer eine Flasche davon bereit.

Trinken Sie genug

Berufliche Veränderung?

Chronische Müdigkeit ist ein ernstes Warnsignal. Wenn Sie das Gefühl haben, daß die Belastungen in Ihrem jetzigen Beruf oder an Ihrer jetzigen Arbeitsstelle Sie überfordern, sollten Sie überlegen, ob es nicht Alternativen gibt. Prüfen Sie, ob sich Ihre jetzige Tätigkeit so umgestalten läßt, daß Sie weniger belastet sind, und Sie sich zwischendurch öfter regenerieren können. Möglicherweise genügt es schon, wenn Sie sich selbst nicht so stark unter Erfolgsdruck setzen. Ebenso aber ist es möglich, daß sich in Ihrer Umgebung etwas ändern muß. Sprechen Sie mit Ihrem Arbeitgeber, ob möglicherweise eine andere Tätigkeit für Sie in Frage kommt.

Prüfen Sie sich selbst

Falls es Ihre persönliche Situation erlaubt, kann es auch sinnvoll sein, wenn Sie Arbeitgeber oder Beruf wechseln. Bedenken Sie, daß Sie nur ein Leben haben. Wohl das wichtigste Gut, das Sie in die Lage versetzt, das Leben zu genießen, ist Ihre Gesundheit. Letztlich ist sie wichtiger als Geld, materieller Wohlstand oder Prestige (womit ich nicht bestreiten will, daß eine gewisse materielle Absicherung viel zur Gesundheit beitragen kann).

Ihre Gesundheit entscheidet

Bei Bedarf: Psychotherapie

Unter Umständen sprechen Sie auf die bisher dargestellten Möglichkeiten der Selbsthilfe nicht an, weil Ihre chronische Müdigkeit einen mehr oder minder ernsten seelischen Hintergrund hat, der Ihre Bemühungen im Ansatz zunichte macht, zum Beispiel ungelöste Konflikte oder Depressionen. In diesem Fall kann die Hilfe eines Psychotherapeuten oder Psychologen sinnvoll sein.

Grenzen der Selbsthilfe

Eine Möglichkeit zur kostenlosen psychologischen Beratung bieten an vielen Orten die psychologischen Beratungsstellen der Städte und der Kirchen. Um deren Adressen zu erfahren, genügt meist ein Anruf bei der Stadtverwaltung beziehungsweise der katholischen oder evangelischen Kirche. Hier bekommen Sie erste Hilfe und Tips, wie und wo Sie eine längerfristige psychologische Betreuung erhalten.

Das Schichtarbeiterproblem

Bei Menschen, die längere Zeit in wechselnden Schichten arbeiten, sind die hormonellen Steuerungsmechanismen des Körpers in aller Regel vollkommen durcheinander. Die allwöchentliche Umstellung des Tagesrhythmus führt zu chronischer Erschöpfung, Schlafstörungen und erhöhter Krankheitsanfälligkeit. Falls Sie Schichtarbeiter sind und ein Arbeitsplatzwechsel oder eine Versetzung in den Tagesdienst bei Ihnen nicht in Frage kommen, können Sie dennoch einige individuelle Maßnahmen ergreifen, um die gesundheitliche Belastung durch den Schichtdienst zu mindern.

»Verwirrung« der Hormone

Selbsthilfe für Schichtarbeiter

Falls Sie im Zweischichtenbetrieb (früh/spät) arbeiten müssen, sollten Sie versuchen, trotz des ständigen Wechsels Ihren Schlaf- und Wachrhythmus weitgehend aufrechtzuerhalten. Das heißt: Stehen Sie auch während der Spätschicht relativ früh auf, und gehen Sie während der Frühschicht nicht allzu früh ins Bett. Halten Sie diesen Rhythmus auch an freien Tagen durch. Besser ist es, wenn Sie mit der Fir-

Mit Disziplin gegensteuern

Dem Körper Regelmäßig- keit bieten

menleitung darüber sprechen, ob für Sie nicht ein seltenerer Wechsel möglich ist (zum Beispiel halbjährlich), damit der Körper sich nicht allwöchentlich umstellen muß. Noch besser wäre es wahrscheinlich, wenn Sie nur eine Schicht übernehmen, so daß Ihr Körper regelmäßige Anhaltspunkte hat. Falls es sich bei dieser Schicht um die Nachtschicht handelt, sollten Sie tagsüber streng abgedunkelt und gegen Außengeräusche abgeschirmt schlafen, damit Ihr Organismus nicht durch Licht oder Lärm zu Wachheit und Aktivität aufgerufen wird. Derselbe Rhythmus ist auch – soweit es Ihnen möglich ist – für die freien Tage zu empfehlen. Denn so bieten Sie Ihrem Körper eine gewisse Regelmäßigkeit, und er wird nicht durch ständiges Umschalten seiner Funktionen zusätzlich belastet.

Das Vielfliegerproblem

Verschiebung der Körper- rhythmen

Wer viel um die Welt jettet, tut seinem Organismus dasselbe an wie ein Schichtarbeiter. Er leidet ständig unter »Jet lag«, zu deutsch: unter dem Nachhinken seiner Körperrhythmen gegenüber der rasanten Verschiebung der Tagesrhythmen, der man bei längeren Flügen nach Ost oder West ausgesetzt ist. Chronische Müdigkeit und Krankheitsanfälligkeit sind beim Bordpersonal von Flugzeugen keine Seltenheit.

Selbsthilfe gegen Jet lag

Hilfen im Alltag

Wenn Sie einen längeren Urlaub auf einem weit entfernten Breitengrad planen, müssen Sie sich damit abfinden, daß Sie in den Tagen nach Ankunft und Rückflug erschöpft sind, bis der Körper sich einigermaßen auf die neuen Hell-Dunkel-Rhythmen eingestellt hat. Falls Sie jedoch nur wenige Tage zu einer Konferenz auf einen anderen Kontinent müssen, können Sie die Auswirkungen des Jet lag mindern, indem Sie versuchen, den ursprünglichen Hell-Dunkel-Rhythmus durch Terminplanung, Schlaf- und Freizeitverhalten bis zum Rückflug beizubehalten. Schlafen Sie im Hotel vormittags oder nachmittags bei abgedunkelten Fenstern, wenn das Ihrem gewohnten Rhythmus entspricht. Falls das Flugzeug

Sie dem Tag entgegenfliegt, die Sonne also dann aufgeht, wenn Sie sonst noch schlafen, setzen Sie eine an den Seiten gut abschließende Sonnenbrille auf, ziehen Sie die Jalousie am Kabinenfenster herunter, und versuchen Sie zu schlafen. So vermeiden Sie, daß der Körper über das Auge Lichtimpulse wahrnimmt und umprogrammiert wird.

Müde durch künstliche Beleuchtung

Die Erfindung der künstlichen Beleuchtung hat die Nacht zum Tage gemacht. Bedauerlicherweise enthalten die herkömmlichen Beleuchtungskörper (Glühlampen, Leuchtstoffröhren und leider auch Energiesparlampen) im Gegensatz zur guten alten Sonne nicht alles, was der Mensch für eine ausgewogene »Licht-Diät« braucht. Was ihnen vor allem fehlt, ist der UV-Anteil, der nach neueren Forschungen einen bedeutsamen Einfluß auf hormonelle und zellbiologische Prozesse hat. Heute, im Zeitalter des Ozonlochs, ist die ultraviolette Strahlung verrufen, in mäßiger Menge aber ist sie für uns lebenswichtig.

Ultraviolette Strahlung ist wichtig

Es wäre nicht weiter schlimm, wenn wir die künstliche Beleuchtung nur morgens und abends verwenden würden, um den Tag geringfügig zu verlängern. Viele Arbeitsplätze in Büros oder in Fabriken aber sind so eingerichtet, daß zu ihnen nur spärlich Tageslicht dringt und schon gar keine UV-Strahlen, da diese durch UV-undurchlässige Fensterscheiben herausgefiltert werden. Zum Nachteil unserer Gesundheit, denn nach neueren Erkenntnissen steht fest, daß der Mangel an UV-Licht in der Beleuchtung von Wohnung und Arbeitsplatz zu Konzentrationsstörungen und chronischer Müdigkeit beitragen kann.

Selbsthilfe bei UV-Mangel

Erfreulicherweise gibt es seit einigen Jahren eine Alternative zur herkömmlichen künstlichen Beleuchtung: Vollspektrumleuchtstoffröhren, deren Licht dem Spektrum des natürlichen Tageslichts (inklusive UV-Anteil) sehr nahe kommt. Sollten Sie häufig unter künstlicher Beleuchtung arbeiten

Alternative Beleuchtung

müssen und auch sonst selten ins Freie kommen, setzen Sie sich dafür ein, daß Ihr Arbeitsplatz mit solchen Vollspektrumröhren ausgestattet wird (Bezugsquelle → Seite 105). Dazu genügt meist ein Austausch der bisher vorhandenen Leuchtstoffröhren gegen jene mit Vollspektrum.

Wenn Sie die Vorteile des natürlichen UV-Lichts auch in Ihrem Haus oder in Ihrem Büro genießen wollen, sollten Sie Ihre Fenster mit UV-durchlässigem Spezialglas (aus Glas oder Acryl) ausstatten lassen, wie es auch zum Bau von Gewächshäusern verwendet wird. Ihre Glaserei besorgt Ihnen **Am besten:** diese Glassorten. Auch dies ist natürlich kein vollwertiger **oft ins Freie** Ersatz für den regelmäßigen Aufenthalt im Freien. Deshalb sollten während der warmen Jahreszeit Spaziergänge in leichter Bekleidung (kurze Ärmel, kurze Hose oder kurzer Rock) für Sie selbstverständlich sein. Genießen Sie Sonnenbäder in Maßen, dann brauchen Sie keine Angst vor UV-Schäden und Sonnenbrand zu haben. In der fernöstlichen Medizin gilt die intensive Energie der Sonne als fördernd für Leistung, Aktivität und Konzentration – eine Beobachtung, die Sie sicher bald aus eigener Erfahrung werden bestätigen können.

Drogen – ein riskanter Weg

Der Konsum von Drogen, egal, ob sie aufputschen oder beruhigen, bedeutet Raubbau an den Energiereserven des Kör- **Raubbau** pers und führt langfristig zu chronischer Müdigkeit und an- **am Körper** deren ernsten Beschwerden. Falls Sie unter chronischer Müdigkeit leiden und regelmäßig Alltagsdrogen wie Kaffee, Tee, Alkohol und Nikotin zu sich nehmen, dürfen Sie nur dann damit rechnen, wieder vollkommen gesund und leistungsfähig zu werden, wenn Sie diese »Genußmittel« aufgeben.

Daß harte Drogen wie Kokain und Heroin süchtig machen **Sucht –** und den Organismus rasch zerrütten, ist bekannt. Auch die **die größte** schädlichen Folgen übermäßigen Alkohol- und Nikotinkon- **Gefahr** sums kennt jeder zur Genüge. Leider führt das Wissen über die Wirkungen oft nicht zum gesundheitsfördernden Ver-

Auch »weiche Drogen« machen süchtig

zicht auf diese Drogen. Allgemein unbekannt ist hingegen nach wie vor die Erkenntnis, daß auch »weiche Drogen« wie Kaffee, Tee und Cola süchtig machen und Gesundheitsschäden hervorrufen. Ich habe gegen Genußmittel wenig einzuwenden, solange sie nur zu besonderen Gelegenheiten genommen werden. Leider sind die Übergänge zum gesundheitsschädlichen Zuviel fließend.

Bedenklich wird es, wenn Sie sich bei jeder kleinen Mattigkeit mit Koffein aufputschen oder bei jeder kleinen Belastung sofort zu alkoholischen Getränken oder zur Zigarette greifen. Auf diese Weise fügen Sie der ohnehin vorhandenen Belastung eine weitere hinzu – die Droge nämlich, die den Organismus zu einer Höchstleistung aufpeitscht, wenn er sich am wenigsten danach fühlt. Sowohl Alkohol als auch Koffein und Nikotin veranlassen unter anderem die Nebenniere zu vermehrter Ausschüttung der Streßhormone Adrenalin und Kortisol. Ein langfristiger Mißbrauch dieser Mittel führt zur Erschöpfung der Nebenniere, so daß bei echtem Bedarf (zum Beispiel angesichts einer lebensbedrohenden Situation) die Streßhormone nicht mehr genügend ausgeschüttet werden.

Genußmittel wirken wie Hormone

Durch die anhaltende Ausschüttung von Streßhormonen wird ein weiterer bedenklicher Prozeß in Gang gesetzt: Die in der Leber und in den Muskeln in Form von Zucker gespeicherten Energiereserven werden abgebaut, die Vorräte also, die zur Bewältigung von Gefahrensituationen oder für kurzfristige Hochleistungen bestimmt sind. Wer diese Genußdrogen regelmäßig zu sich nimmt, gewöhnt seinen Körper daran, und nach einiger Zeit braucht der Körper eine höhere Dosis, um die anregende Wirkung noch zu spüren. Schließlich tritt der stimulierende oder entspannende Effekt kaum noch ein, und der Betroffene fühlt sich einfach nur noch abgeschlagen – chronisch müde.

Die Dosis muß erhöht werden

Koffein – Tips zum Abgewöhnen

Am einfachsten ist der Entzug von Koffein, denn die Entzugserscheinungen, die allerdings zuweilen recht unangenehm sein können, dauern in der Regel kaum länger als eine Woche an. In dieser Zeit fühlen Sie sich möglicherweise total schlapp, zu keinerlei Leistung fähig, bekommen Kopfschmerzen (den typischen Koffein-Entwöhnungskopfschmerz) oder eine kaum erträgliche Sehnsucht nach der rettenden Tasse Kaffee oder Tee. Deshalb sollten Sie einen Entzug keinesfalls starten, wenn Sie sich in den folgenden Tagen bei einer wichtigen Prüfung, einem Vorstellungsgespräch oder bei einer schwierigen beruflichen Aufgabe bewähren müssen.

Den richtigen Zeitpunkt wählen

Am besten nehmen Sie sich die Koffeinentwöhnung für Ihren Urlaub vor, wenn Sie schlafen und ausruhen können, solange Sie wollen. Die Nagelprobe, an der sich ablesen läßt, ob der im Urlaub begonnene Verzicht zur dauerhaften Umgewöhnung wird, kommt im Alltag bei der nächstbesten Belastungssituation. Angenommen, Sie fühlen sich schlapp, unkonzentriert, haben keine Lust zum Weiterarbeiten. Das alte Verhaltensmuster lockt: Jetzt eine Tasse Kaffee, dann läuft alles wie von selbst. Die Tasse Kaffee würde Sie aber nur kurzfristig aufmuntern, kurze Zeit später wären Sie wieder müde und sogar längerfristig ausgelaugt. Der Kaffee kann die tatsächliche Erschöpfung nur kurz überspielen, danach schlägt sie wieder durch.

Hilfen im Alltag

Was aber tun, wenn Sie in solchen Situationen keinen Kaffee »dürfen«? Ich empfehle Ihnen, sich einfach damit abzufinden, daß Sie eine Zeitlang weniger konzentriert sind, und diese Zeit zum Ausspannen zu nutzen. Räkeln Sie sich, gehen Sie im Zimmer auf und ab, legen Sie sich hin, trinken Sie ein Glas Wasser. Die Leistungsfähigkeit kommt nach der kleinen Pause automatisch zurück (→ Seite 31).

Es versteht sich von selbst, daß Sie nach dem Koffeinentzug nicht nur Kaffee meiden müssen, sondern alle koffeinhaltigen Produkte, also auch schwarzen und grünen Tee, Mate, Cola und natürlich koffeinhaltige Tabletten (viele Kopfschmerztabletten und Anregungsmittel enthalten Koffein!).

Ausnahmesituationen

Übrigens: Koffein wirkt viel stärker, wenn Sie nicht danach süchtig, also nicht daran gewöhnt sind. Wenn Sie in Ihrem Alltag kein Koffein zu sich nehmen, steht Ihnen in den seltenen Fällen, in denen Sie es wirklich einmal brauchen – etwa bei nächtlichen Autofahrten oder außergewöhnlichem Termindruck – seine ganze Wirkung zur Verfügung.

39

Nikotin – Tips zum Abgewöhnen

Komplizierter gestaltet sich die Nikotinentwöhnung. Erste Voraussetzung dafür, daß Sie es schaffen können, ist Ihr eigener fester Wille. Ohne ihn nützen weder Akupunktur, Akupressur, nikotinhaltige Kaugummis noch Hypnose. Wenn Sie jedoch sicher sind, daß Sie mit dem Rauchen aufhören wollen, können diese Verfahren und Mittel eine wertvolle Unterstützung beim Entwöhnungsprozeß sein. Wichtig ist vor allem die Einnahme von Vitamin- und Mineralstoffpräparaten, um die durch den langjährigen Tabakkonsum geschädigten Körperfunktionen zu stärken. Am wichtigsten sind Vitamin C (2 bis 4 g täglich, möglichst in der verträglichen Form Natriumascorbat), Nicotinsäureamid (250 mg täglich, Präparat: Niacinamide, Firma Orthica) und Vitamin B_1 (100 mg täglich, Präparat B_1, Firma Orthica). Diese Mittel können Sie bedenkenlos sechs Wochen lang einnehmen; falls Sie sie länger nehmen wollen, fragen Sie vorher Ihren Arzt.

Entscheidend: Ihr Wille

Alkohol – Tips zum Abgewöhnen

Die Alkoholentwöhnung kann einfach verlaufen, wenn nämlich die Dosis, die Sie gewohnheitsmäßig konsumieren, gering ist. Haben Sie sich zum Beispiel angewöhnt, täglich eine nicht allzu große Alkoholmenge – ein oder zwei Gläser Wein oder einen halben Liter Bier etwa – als »Schlummertrunk« oder »mal eben zwischendurch« zur Beruhigung zu sich zu nehmen, sind die Entzugssymptome meist nicht sehr stark. Allerdings sollten Sie erkennen und annehmen, daß Sie ein Bedürfnis nach dem Beruhigungsmittel Alkohol hatten. Suchen Sie deshalb nach einer gesünderen Alternative, zum Beispiel Entspannungsübungen (→ Seite 22).

Wieviel trinken Sie?

Schwieriger gestaltet sich die Entwöhnung bei höherem Alkoholkonsum, da zumeist verschiedene seelische Schwierigkeiten und Vorbelastungen mit im Spiel sind, die sich beim Absetzen der Droge deutlicher bemerkbar machen. Entscheidend ist auch hier der Wille des Alkoholabhängigen, seine Situation zu ändern und von der Droge loszukommen. Die Entzugssymptome lassen sich durch die Einnahme von Vitamin- und Mineralstoffpräparaten lindern, vor allem durch

Entzug bei hohem Konsum

Vitamin B_1 (100 mg täglich, Präparat: B_1, Firma Orthica), Vitamin B_{12} (1000 Mikrogramm täglich, Präparat: B_{12}, Firma Orthica), Nikotinsäureamid (250 mg täglich, Präparat: Niacinamide, Firma Orthica), Pantothensäure (100 mg täglich, Präparat: Pantothensäure, Firma Orthica), Zink (50 mg täglich, Präparat: Unizink 50), Magnesium (eine 500-mg-Tablette Magnerot täglich) und vor allem durch Vitamin C (2 bis 4 g täglich in Form von Natriumascorbat). Statt der verschiedenen B-Vitamine können Sie auch 3mal täglich 1 Tablette B-50 von der Firma Orthica nehmen.

Über einen Zeitraum von sechs Wochen können Sie alle genannten Präparate bedenkenlos ohne ärztliche Beratung einnehmen. Falls Sie sie länger nehmen wollen, sprechen Sie bitte mit einem Arzt darüber.

Seelische Unterstützung finden Sie in verschiedenen Selbsthilfegruppen (Namen und zentrale Kontaktadressen → Seite 105). In schweren Fällen kann eine Psychotherapie sinnvoll sein – immer vorausgesetzt, Sie sind bereit, die Verantwortung für den Entzug selbst zu tragen.

Noch sehr wenig bekannt ist, daß Alkoholsucht auch allergischer Natur sein kann. Die Allergie äußert sich in diesem Fall paradoxerweise durch ein vermehrtes Bedürfnis nach der Substanz, die allergen wirkt. So kommt es zum Beispiel

öfters vor, daß jemand, der gerne Bourbon trinkt, auf einen der Grundstoffe dieser Whisky-Sorte, nämlich Mais oder Roggen, allergisch ist. Verzichtet er bei seiner Ernährung auf diese Getreidearten, kann auch das Verlangen nach Bourbon zurückgehen. Um eine solche Allergie zu ermitteln, müssen Sie zunächst mindestens eine Woche lang nicht nur auf Ihren Lieblings-Drink verzichten, sondern auch alle seine Inhaltsstoffe konsequent meiden. Ein anderes Beispiel: Wenn Sie besonders gern Weizenbier trinken, verzichten Sie außerdem auf Weizenbrot, Weizenkekse, mit Weizenmehl angedickte Soßen und alle andere weizenhaltigen Lebensmittel. Läßt Ihr Verlangen nach Weizenbier nach, können Sie davon ausgehen, daß Sie auf Weizen allergisch reagieren.

Psychopharmaka – nur in absoluten Notfällen

Viele Beruhigungsmittel sind chemisch nicht anders zusammengesetzt als Schlafmittel. Chronischer Mißbrauch von Beruhigungsmitteln führt dann logischerweise zu chronischer Müdigkeit. Auch der längerfristige Gebrauch von Aufputschmitteln kann chronisch müde machen, denn diese Mittel verändern direkt oder indirekt die natürlichen Rhythmen der Hormonausschüttung in unserem Körper und gaukeln uns vor, wir seien leistungsfähig, obwohl wir eigentlich Ruhe benötigen. Oft enthalten sie Koffein (→ Seite 38).

Mißbrauch führt zu chronischer Müdigkeit

Aufputsch- und Beruhigungsmittel können süchtig machen, wenn sie über längere Zeit regelmäßig eingenommen werden. Falls Sie regelmäßig Psychopharmaka irgendwelcher Art zu sich nehmen, sollten Sie zusammen mit einem erfahrenen Arzt gründlich prüfen, inwieweit Sie diese Mittel wirklich brauchen. Mag sein, daß ihre Verschreibung einmal sinnvoll war, weil eine akute Streßsituation vorlag. Heute mag es hingegen völlig überflüssig sein, daß Sie weiterhin Psychopharmaka nehmen.

Sie sollten auch einmal darüber nachdenken, ob sich ihre Einnahme nicht gewissermaßen schon verselbständigt hat. Die meisten Beruhigungsmittel, die heutzutage eingenommen werden, dienen einzig und allein dem Zweck, die innere Unruhe zu beseitigen, die durch die Sucht nach eben diesem Mittel immer wieder entsteht.

Alternativen zu Psychopharmaka

Zu Beruhigungsmitteln gibt es zahlreiche natürliche Alternativen: Entspannungsübungen (→ Seite 22), pflanzliche Beruhigungsmittel wie Baldrian, Kava und Johanniskraut (Ihr Arzt empfiehlt Ihnen ein gutes Präparat und nennt Ihnen die richtige Dosis) oder auch homöopathische Mittel (nur ein in der Homöopathie erfahrener Arzt oder Heilpraktiker kann das für Sie passende Mittel und die korrekte Dosierung bestimmen).

Naturheilmittel

Falls Sie schon süchtig nach bestimmten Psychopharmaka sind, ist auch hier wieder Ihr fester Entschluß entscheidend, von den schädigenden Medikamenten loszukommen. Denn schließlich sind Sie es, der den Willen für die Entspannungsübungen aufbringen, oder der sich damit abfinden muß, daß die Wirkung pflanzlicher Beruhigungsmittel vielleicht zunächst nicht so intensiv spürbar ist wie jene starker Psychopharmaka.

Der Wille zählt

Eine wertvolle Hilfe bei der Entwöhnung und bei der Vermeidung von Rückfällen kann die Teilnahme an einer Selbsthilfegruppe der Organisation Narcotics Anonymous sein (Adresse → Seite 105).

Rasch wirkende natürliche Alternativen zu Aufputschmitteln gibt es nicht. Wer von ihnen loskommen will, muß mehr verändern als nur die Art der Pille, die er einnimmt. Wichtig sind die Beachtung der natürlichen Rhythmen von Spannung und Entspannung (→ Seite 10), eine gesunde Ernährung (→ Seite 101), ausreichend Bewegung (→ Seite 22) und ausreichend Sonnenlicht (→ Seite 36).

Fragen Sie den Arzt

Bei schweren seelischen Störungen kann die Einnahme von Psychopharmaka (auf ärztliche Verordnung) manchmal – zumindest übergangsweise – sinnvoll sein. Wenn dies auf Sie zutrifft, sollten Sie sich eingehend informieren, wie lange Ihr Arzt die Einnahme dieser Medikamente noch für erforderlich hält und ob er ein längerfristiges Behandlungskonzept hat, in dem das Absetzen der Medikamente vorgesehen ist. Psychopharmaka sind nicht die einzige Möglichkeit zur Behandlung seelischer Probleme, sondern bieten nur einen schnellen Weg zur Symptomlinderung. Wenn nach längerer Einnahme der Suchteffekt hinzukommt, geht oft auch dieser Anfangseffekt verloren.

Häufig bessern sich nicht nur körperliche, sondern auch seelische Probleme deutlich, wenn Sie sich gesund ernähren (→ Seite 101), die Vitamin- und Mineralstoffversorgung verbessern oder eine umfassende Allergiebehandlung durchführen lassen (→ Seite 52).

Psycho-therapie

Eine empfehlenswerte Alternative zu den Medikamenten sind natürlich auch alle Formen der Psychotherapie. Eine erste kostenlose Hilfe bei seelischen Problemen bieten die städtischen und kirchlichen Beratungsstellen, die es in vielen größeren Orten gibt. Sie geben auch Tips, wo Sie eine längerdauernde psychologische Betreuung erhalten können. Die Selbsthilfegruppen der Organisation Emotions Anonymous (kurz: EA, Kontaktadresse → Seite 105) bieten Gelegenheit, sich mit anderen Menschen auszutauschen, die ebenfalls unter psychischen Schwierigkeiten leiden.

Vitamin- und Mineralstoffmangel

Sehr viele Menschen leiden unter Vitamin- und Mineralstoffmangel, der zu Störungen des Stoffwechsels und des Hormonhaushalts führen kann. Vitamine sind Substanzen, die der Körper braucht, um gesund zu bleiben, aber nicht selbst herstellen kann. Deshalb ist die regelmäßige Vitaminzufuhr mit der Ernährung lebenswichtig. Ebenso wichtig ist die Zufuhr bestimmter Mineralstoffe, ohne die der Zellstoffwechsel und die Produktion von Hormonen und Verdauungsenzymen gestört sein können.

Wichtig: die richtige Ernährung

Je nachdem, welche Substanz fehlt, sind diverse Krankheiten die Folge, unter anderem chronische Abgeschlagenheit. Daß diese Mangelzustände heute so verbreitet sind, hat mehrere Ursachen: Immer mehr Menschen ernähren sich vorwiegend von Junkfood wie Schokoriegeln, Hamburgern, Pommes frites und aufgewärmten Fertiggerichten. Solche Lebensmittel haben in der Regel einen Großteil der Vitamine und Mineralien, die in ihren natürlichen pflanzlichen oder tierischen Ausgangsprodukten enthalten waren, durch industrielle Bearbeitung eingebüßt. Hinzu kommt, daß die moderne Landwirtschaft die natürlichen Nährstoffkreisläufe durch Einsatz von Kunstdünger und Pestiziden zerstört, weshalb einige Mineralstoffe in manchen Böden und auch im dort geernteten Getreide und Gemüse bereits zur Mangelware geworden sind.

Ursachen für den Mangel

Zudem treiben Nikotin (→ Seite 40) und Alkohol (→ Seite 40) Raubbau an den Vitamin- und Mineralstoffdepots des Körpers. Chronischer UV-Mangel (→ Seite 36) führt zu Vitamin-D-Mangel und behindert die Kalziumeinlagerung in den Knochen. Des weiteren können verschiedene Krankheiten die Nährstoffaufnahme hemmen, vor allem Darmentzündungen,

44

Darmparasiten, Darmflorastörungen (→ Seite 64) und Stoff-
wechselerkrankungen (zum Beispiel Erkrankungen von Leber, Nieren und hormonerzeugenden Drüsen).

Was tun bei Vitamin- und Mineralstoffmangel?

Eine einfache Maßnahme zur Verbesserung der Nährstoff-
versorgung ist die Umstellung auf eine vollwertige Kost. Zu
empfehlen sind vor allem Vollkorngetreide, Gemüse, Hülsenfrüchte und Obst, auch Fisch und Fleisch in mäßiger
Menge; zu meiden sind durch industrielle Bearbeitung entwertete Lebensmittel wie Zucker und Weißmehl, außerdem
Alkohol, Nikotin und Koffein. Dadurch lassen sich in der Regel leichtere Nährstoffmängel korrigieren, weil in vollem
Korn und in frischem Obst und Gemüse die meisten Vitamine und Mineralien ausreichend enthalten sind.

Ernährungs-umstellung

Eine derartige Ernährungsumstellung kann in keinem Fall
schaden, egal aus welchem Grund Sie unter chronischer
Müdigkeit leiden (Ernährungsmaßnahmen → Seite 101).

Die gezielte Behandlung von Störungen der Vitamin- und Mineralstoffversorgung durch hochdosierte Nährstoffpräparate
sollte nur nach genauer Diagnose in Zusammenarbeit mit einem erfahrenen Arzt geschehen. Ein einfacher Test kann
zeigen, ob Ihre chronische Müdigkeit möglicherweise auf
Vitaminmangel zurückzuführen ist. Bitten Sie Ihren Arzt, Ihnen ein hochdosiertes Multivitaminpräparat zu spritzen.
Fühlen Sie sich danach besser, lag bei Ihnen eine Mangel-
versorgung vor. Wenn Sie Multivitamine in Tablettenform
einnehmen, erhalten Sie keine endgültige Klarheit über Ihre
Vitaminversorgung, da ein Großteil dieser Vitamine dem
Körper von den Darmbakterien und eventuell vorhandenen
Darmparasiten »vor der Nase weggeschnappt« wird.

Nährstoff-präparate vom Arzt

Zur exakten ärztlichen Diagnose der Mangelzustände eignet
sich am besten eine Vollblutanalyse (Adresse → Seite 105).
Aufbauend auf den Ergebnissen der Analyse wird ein indivi-
duell abgestimmtes Sortiment an Vitaminen und Mineralien
zusammengestellt. Nach einigen Monaten sollten Sie durch
eine weitere Vollblutanalyse überprüfen lassen, ob sich der
Mangelzustand verbessert oder verändert hat und die Therapie gegebenenfalls umstellen.

Vollblut-analyse

Weniger genau als die Vollblutanalyse ist nach meiner Erfahrung die Haarmineralanalyse, die vielfach angeboten wird. Einige wichtige Vitamine können Sie meines Erachtens ohne Risiko zur Vorbeugung einnehmen, sofern eine bestimmte Dosis nicht überschritten wird: täglich 200 bis 400 internationale Einheiten (IE) Vitamin E (Ihr Apotheker empfiehlt Ihnen ein gutes Präparat), zusätzlich eine 25-mg-Tablette Carotaben täglich (enthält Betakarotin, eine sehr gut verträgliche Vorstufe von Vitamin A) und 2g Vitamin C in Form von Natriumascorbat. Alternativ zu diesen drei Vitaminen können Sie ein gutes Multivitamin- und -mineralstoffpräparat wie etwa High Potency Soft-Multiple von der Firma Orthica (3mal täglich 1 Kapsel) einnehmen.

Empfohlene Präparate

Auch durch Homöopathie lassen sich Störungen der Mineralstoffaufnahme korrigieren. Ich selbst habe mit dieser medizinischen Richtung allerdings wenig Erfahrung. Wenn Sie diesen Weg probieren wollen, wenden Sie sich an einen erfahrenen Homöopathen.

Homöopathie

Allergien auf Nahrungsmittel und Umweltschadstoffe

Allergien sind überschießende Immunreaktionen des Körpers auf bestimmte körperfremde Stoffe. Normalerweise erledigt das Immunsystem seine Arbeit recht unauffällig und sorgt dafür, daß alle Substanzen, die unserer Gesundheit abträglich sind, rasch unschädlich gemacht oder beseitigt werden.

Symptome einer Allergie

Eine Allergie im klassischen Sinn liegt dann vor, wenn das Immunsystem unverhältnismäßig stark auf irgendwelche Substanzen reagiert, die der Organismus normalerweise gut verkraften sollte: etwa durch Hautausschlag auf den Verzehr einer Erdbeere oder durch Zuschwellen der Nase nach Kontakt mit Blütenpollen. Allergien äußern sich jedoch nicht nur durch die jedem vertrauten Symptome wie Triefnase, Asthmaanfall oder plötzliche Hautreizung, sondern auch durch Symptome, die gemeinhin eher als »psychisch« gelten: Kopfschmerz, Depressivität, Gereiztheit, Erschöpfung (Fachleute sprechen von »verdeckten Allergien« oder auch von »Unverträglichkeiten«).

Auch chronische Müdigkeit kann mit allergischen Reaktionen zusammenhängen. Allergien sind ein Warnsignal; sie lassen in der Regel immer auf eine permanente Überforderung des Immunsystems schließen. Ein überfordertes Immunsystem aber ist auch anfälliger für andere Erreger, etwa Pilze (→ Seite 64) und Viren (→ Seite 89), die auch Anteil an der chronischen Müdigkeit haben können.

Allergien sind ein Warnsignal

Wer sich mit allergischen Symptomen einfach abfindet oder gar die Symptome – wie es gemeinhin üblich ist – regelmäßig mit Kortison unterdrückt, der mißachtet diese Warnung seines Körpers. Statt dessen sollte er sich bemühen, die Allergien ursächlich zu behandeln, um das überforderte Immunsystem zu entlasten.

Welche Ursachen können Allergien haben?

Umwelt-verschmutzung

Als sicher gilt, daß durch die zunehmende Umweltverschmutzung die Zahl der Allergiker in aller Welt in den letzten Jahren und Jahrzehnten dramatisch gestiegen ist. Immer mehr Experten erkennen, daß nicht einzelne Schadstoffe für die explosionsartige Vermehrung der allergischen Beschwerden verantwortlich sind, sondern das Zusammenwirken der zahllosen neuen Belastungen, die den menschlichen Organismus im zwanzigsten Jahrhundert treffen. Das Faß ist voll, unsere Immunsysteme sind überfordert.

Dennoch lohnt es sich, beim einzelnen nach den jeweiligen Schadstoffen und Substanzen zu fahnden, die im individuellen Fall die Allergie hervorrufen, auf die der Betroffene also besonders empfindlich reagiert. Denn selbst wenn er manchen Allergieauslösern nicht völlig ausweichen kann (etwa Dieselabgasen und Pollenflug), kann er andere doch ohne großen Aufwand meiden (etwa Milchprodukte, Eier oder Zitrusfrüchte) oder mit Erfolg gegen die jeweilige Allergie behandelt werden (zum Beispiel bei Bienen- oder Wespengiftallergien). Jede erfolgreich behandelte Allergie bringt eine Entlastung des Immunsystems und oft eine Verbesserung der Gesamtsymptomatik, also möglicherweise auch der chronischen Müdigkeit.

Individuelle Allergie-auslöser

47

Die häufigsten Allergieauslöser sind Nahrungsmittel, Schimmelpilze, Lebensmittelzusatzstoffe (Farb-, Aroma- und Konservierungsstoffe, Stabilisierungsmittel), industrielle Luftverschmutzung, Pollen, Tier- oder Insektenbestandteile, Medikamente, Kosmetika, Chemiefasern und auf der Haut getragener Schmuck.

Allergien – oft schwierig zu erkennen

Mitunter ist es leicht, eine Allergie zu erkennen, etwa wenn jemand immer, wenn er Tomaten ißt, Ausschlag am Kinn bekommt. Oft aber sind die Zusammenhänge weder für die Betroffenen noch für den Arzt ohne weiteres durchschaubar. Dies liegt einmal daran, daß manche Allergien erst nach Stunden oder Tagen auftreten, so daß man sie gar nicht in Zusammenhang mit bestimmten Lebensmitteln oder Schadstoffen bringt. Zum anderen gibt es »verdeckte« Allergien, die zwar bestimmte Symptome hervorrufen, ohne daß jedoch eine Allergie als direkte Ursache erkennbar wäre.

»Verdeckte« Allergien

Deshalb rate ich Ihnen, bei allen Beschwerden, die nicht ohne weiteres erklärbar sind, zunächst einmal an eine Allergie zu denken, auf jeden Fall bei Hautbeschwerden, geschwollener Nasenschleimhaut, Augenreizungen und Asthmaattacken, aber auch bei Kopfschmerzen, Migräne, Reizbarkeit, Depressivität, Mattigkeit, Nervosität und Verdauungsbeschwerden aller Art. Selbst bei den schweren Darmerkrankungen Colitis ulcerosa und Morbus Crohn spielen Allergien oft eine wichtige Rolle.

Unklare Symptome

Die Rotationsdiät

Ursache vieler Allergien sind Nahrungsmittel. Falls Sie vermuten, daß Ihnen bestimmte Bestandteile Ihrer täglichen Nahrung nicht bekommen, können Sie sie mit Hilfe einer Rotationsdiät eventuell selbst ermitteln.

Bei Nahrungsmittelallergie

Dabei essen Sie – der besseren Überschaubarkeit der Symptome wegen – zu jeder Mahlzeit nur ein oder zwei der Nahrungsmittel, die Sie auch sonst essen. Beobachten Sie, ob es Ihnen in den Stunden zwischen den Mahlzeiten seelisch oder körperlich irgendwie schlechter geht. In diesem Fall sollte sich Ihr Verdacht auf das zuletzt verzehrte Lebensmittel richten. Wenn die Symptome sich bei wiederholten Tests bestätigen, empfiehlt es sich, die verdächtige Speise (zunächst) wegzulassen.

Durch weitere Tests können Sie klären, ob die allergischen Symptome durch die Speise selbst oder durch andere Substanzen (Pestizidrückstände, Farb-, Aroma- oder Konservierungsstoffe) ausgelöst werden. Machen Sie den Test alternativ mit biologisch und konventionell angebauten Nahrungsmitteln. Es hat sich gezeigt, daß viele allergische Beschwerden schon vergehen, wenn nur noch Nahrungsmittel aus biologischem Anbau verzehrt werden.

Machen Sie mehrere Tests

Natürlich lohnt es nicht, mit dieser Methode Lebensmittel zu testen, die aus einem Sammelsurium von Zutaten bestehen, etwa Fertiggerichte, Süßigkeiten oder »Fitneß«drinks, weil Sie dann nicht herausbekommen könnten, von welchem Inhaltsstoff etwaige Allergiesymptome herrühren (ausführliche Anleitung zur Rotationsdiät → Seite 48; empfehlenswerte Literatur → Seite 105).

Die Eliminationsdiät

Eine andere Methode zur Ermittlung von Allergien ist die Eliminations- oder »Weglaß«diät. Dabei ziehen Sie sich zunächst fünf Tage lang auf eine »Basisdiät« aus Produkten zurück, die unter Allergologen gemeinhin als relativ unverdächtig gelten: Auberginen, Kartoffeln, Mango, Lammfleisch, Distelöl, Buchweizen, Amaranth und Quinoa (die letztgenannten Getreidealternativen gibt es in Reformhaus und Naturkostladen).

Mit der Basisdiät beginnen

Nach Ablauf der fünf Tage führen Sie die Nahrungsmittel, die Sie sonst essen, nach und nach wieder ein, zu jeder Mahlzeit ein anderes, und achten darauf, ob sich Ihr Befinden nach ihrem Verzehr irgendwie verändert. Fühlen Sie sich plötzlich nach dem Essen schlapp, schläfrig, depressiv, gereizt? Bekommen Sie aus heiterem Himmel Kopfschmerzen? Die allergischen Symptome können auch im Abstand von einigen Stunden nach dem Essen auftreten.

Achten Sie auf Symptome

Was tun bei starken allergischen Reaktionen während der Rotations- oder Eliminationsdiät?

Verdeckte Allergien werden in vielen Fällen durch den regelmäßigen Verzehr eines bestimmten Nahrungsmittels hervorgerufen, das der Betroffene paradoxerweise oft besonders gern mag, etwa Weizen, Milchprodukte oder Eier.

Die Erklärung: Der Organismus kann die Überlastung mit diesen häufig verzehrten Lebensmitteln nicht mehr verkraften und reagiert allergisch. Läßt man nun diese Speisen ein paar Tage lang weg und führt sie dann wieder ein, kann es – in einigen Fällen – zu dramatischen Reaktionen kommen, wie plötzlichen starken Schwindelanfällen oder bohrenden Kopfschmerzen. Echte allergische Schocks allerdings sind nach meiner Erfahrung bei verdeckten Allergien fast nie zu beobachten. Für den Fall, daß im Verlaufe Ihrer Tests doch einmal starke allergische Symptome auftreten, sollten Sie ein einfaches Gegenmittel bereithalten: Rühren Sie zwei Teelöffel Natriumbicarbonat (Apotheke) und einen Teelöffel Kaliumbicarbonat (Apotheke) in ein Glas Wasser, und trinken Sie diese Mischung. Darauf gehen die allergischen Symptome meist rasch oder spätestens nach eineinhalb Tagen zurück. Auch die Einnahme von mehreren Gramm Vitamin C (am besten als Natriumascorbat) lindert allergische Beschwerden oft schnell.

Der Pulstest

Bei »verdeckten« Allergien

Falls Ihre allergischen Symptome nicht offenkundig sind und es Ihnen schwerfällt, die feinen Anzeichen »verdeckter Allergien« zu erkennen, kann Ihnen möglicherweise der von dem amerikanischen Arzt Arthur Coca entwickelte Pulstest weiterhelfen.

Messen Sie zunächst vor der Mahlzeit und dann direkt nach der Mahlzeit, eine halbe Stunde später und eine ganze Stunde später Ihren Puls. Liegen Ihre Werte zwischen 55 und 65 Schlägen pro Minute, besteht kein Verdacht auf eine allergische Reaktion. Erhöht sich der Puls nach dem Essen – direkt nach der Mahlzeit, eine halbe oder eine ganze Stunde später – auf über 84 Schläge pro Minute, liegt mit einiger Sicherheit eine allergische Reaktion vor. Ein weniger deutlicher Anstieg (etwa von 64 Pulsschlägen vor dem Essen auf 72 Schläge nach dem Essen) ist ebenfalls verdächtig und muß durch weitere Tests überprüft werden.

Die so identifizierten allergieauslösenden Lebensmittel sollten Sie bis auf weiteres vom Speiseplan streichen. Beim Verzehr von Lebensmitteln, auf die Sie nicht allergisch sind, sollte sich der Puls nicht beschleunigen.

Der Hauttest

Falls Sie mit den beschriebenen Selbsttests keine zufriedenstellenden Ergebnisse erzielen, können Sie sich einem Allergietest beim Arzt oder Heilpraktiker unterziehen. Leider ist keiner der derzeit angebotenen Tests (Scratch-Test, RAST-Test, ELISA-Test) absolut zuverlässig, was unter anderem daran liegt, daß Allergien sich sehr unterschiedlich äußern und keiner der heute verfügbaren Tests alle denkbaren allergischen Phänomene auf einmal erfaßt.

Ich habe die besten Erfahrungen mit einer besonders schonenden Form des Hauttests gemacht, dem Intrakutan-Quaddeltest, der in Deutschland von einer Reihe von Umweltmedizinern angewandt wird. Dabei wird dem Patienten eine geringe Menge der zuvor stark verdünnten allergieverdächtigen Substanz (des »Allergens«) unter die Haut gespritzt. Bildet sich daraufhin um die Einstichstelle eine Quaddel von gewisser Größe oder Härte (diese Symptome kann nur der erfahrene Therapeut beurteilen), ist die Allergie nachgewiesen. Oft treten gleichzeitig auch »psychosomatische« Symptome wie plötzliche Mattigkeit oder Kopfschmerzen auf.

Im weiteren Verlauf der Behandlung wird die Allergendosis schrittweise immer weiter verdünnt, bis die Quaddelbildung auf ein Normalmaß zurückgeht. Interessanterweise vergehen, sobald dieser »Neutralisationspunkt« erreicht ist, meist auch schlagartig alle »psychosomatischen« Symptome. Eine verschwindend kleine Menge des Allergens, eine »homöopathische Dosis« sozusagen, läßt die Allergie zurückgehen.

Was Sie gegen Allergien tun können

Wenn Sie wissen, daß Sie gegen eine Substanz allergisch sind, lohnt es in jedem Fall, etwas dagegen zu unternehmen – egal, ob es sich um offenkundige Unverträglichkeitsreaktionen wie Heuschnupfen oder Neurodermitis handelt oder um verdeckte Allergien, die sich vielleicht nur durch eine schwer einzuschätzende leichte Mattigkeit äußern.

Auslöser meiden

Je mehr Allergieauslöser Sie in Ihrer Umgebung meiden, desto mehr Energien hat Ihr Immunsystem zur Ausscheidung anderer Schadstoffe und zur Bekämpfung anderer Krankheitserreger (Pilze und Viren vor allem), die – wie Sie in diesem Buch noch erfahren werden (→ Seite 64) – ebenfalls zur Entstehung von chronischer Müdigkeit beitragen können.

Allergien sind ein Signal dafür, daß etwas im Verhältnis zwischen Körper und Umwelt nicht stimmt. Man sollte sie nicht ignorieren oder mit dem seiner Nebenwirkungen wegen bedenklichen Kortison übertünchen, sondern danach trachten, ihre Ursache auszuschalten.

Erwiesene Allergene in der Nahrung meiden

Wenn Sie mit Hilfe der erläuterten Verfahren wissen, auf welche Substanzen Sie allergisch sind, sollten Sie diese weitgehend meiden. Sprechen die Testergebnisse dafür, daß Sie gegen Pestizidrückstände allergisch sind, sollten Sie Ihre Nahrungsmittel in Zukunft überwiegend aus biologischem Anbau beziehen. Sollte sich herausstellen, daß Lebensmittelzusatzstoffe Ihr Problem sind, müssen Sie auf fast alles verzichten, was in gängigen Supermarktregalen aufgereiht steht.

Bewußt einkaufen

Oder zumindest vor dem Einkauf von Fertiggerichten, Keksen und Konserven durch genauestes Studium des Packungsaufdrucks sicherstellen, daß keine Stoffe darin enthalten sind, die Sie nicht vertragen. Der Verzicht dürfte Ihnen weniger schwerfallen, wenn Sie sich klarmachen, daß abgepackte Lebensmittel in aller Regel durch industrielle Bearbeitung entwertet sind. Im Vergleich zu frischen Naturprodukten enthalten sie weit weniger Vitamine und Mineralien oder – wie manche meinen – einfach weniger Vitalenergie.

Alles, was die Natur Ihnen frisch bietet, dürfen Sie in der Regel weiterhin essen: Obst, Gemüse, Getreide, Hülsenfrüchte, Nüsse, Fleisch, Fisch, die Grundlagen einer abwechslungsreichen Vollwertkost also. Leider ist es auch möglich, daß Sie auf Grundnahrungsmittel wie Milch und Milchprodukte, Weizen, Hafer, Zitrusfrüchte allergisch reagieren. In solchen Fällen ist die Umstellung etwas schwieriger, aber in der Regel können Sie Ersatz für die unverträglichen Speisen finden: etwa Buchweizen, Mais und Hirse statt Weizen, Ziegenkäse statt Kuhmilchkäse, Sojamilch statt Kuhmilch, Beeren und Steinobst statt Orangen.

Ernährungsalternativen

Zu Ihrer Beruhigung möchte ich noch sagen, daß Sie voraussichtlich zumindest einen Teil der ursprünglich allergieauslösenden Nahrungsmittel nach längerem Weglassen, mehrmonatiger Rotationsdiät oder einer erfolgreichen Allergiebehandlung beim Arzt wieder vertragen werden.

Sich auf Dauer wohl fühlen mit der Rotationsdiät

Der folgende Plan soll Ihnen den Einstieg in die Rotationsdiät erleichtern. Falls Sie nur unter leichteren allergischen Symptomen leiden, hilft Ihnen diese Diät, eine Überlastung des Körpers mit unverträglichen Nahrungsmitteln zu vermeiden. Falls Sie aber beim Verzehr bestimmter Nahrungsmittel starke Allergiesymptome bekommen, müssen Sie diese Speisen aus der Rotationsdiät zunächst streichen, um sie dann nach einigen Monaten versuchsweise in kleinen Mengen wiedereinzuführen. Die Rotationsdiät beugt auch der Bildung neuer Allergien vor, weil kein Lebensmittel dem Körper im Übermaß zugeführt wird.

Bitte beachten Sie

Sieben Tage Rotationsdiät

● Montag
Frühstück: Cornflakes, Kürbiskerne, fettarme Milch, Kamillentee (ohne Zucker)
Imbiß: Kürbiskompott
Mittagessen: Rindfleisch, Polenta, Endiviensalat (mit Zitronensaft und Sonnenblumenöl), Quellwasser
Imbiß: zwei Aprikosen
Abendessen: Krabben (in Salzwasser gekocht), Maiskolben (mit den Blättern im Ofen gebacken), Quellwasser

● Dienstag
Frühstück: Haferflocken, Rosinen, Sojamilch, grüner (chinesischer) Tee
Imbiß: zwei Pflaumen, Mandeln
Mittagessen: Tofu (ein in Reformhaus und Naturkostladen erhältliches Sojaprodukt – in Sesamöl braten), Blumenkohl, Kopfsalat, Quellwasser
Imbiß: Trauben, Mandeln
Abendessen: Truthahn, Sojanudeln, Honigmelone, Quellwasser

● Mittwoch
Frühstück: zwei Scheiben Roggenvollkornbrot ohne Hefe, zwei (weichgekochte) Eier, Pfefferminztee oder Kaffee (möglichst koffeinfrei, ohne Zucker und Sahne)
Imbiß: eine gebackene Banane mit Erdnußmus
Mittagessen: Hühnchen, Buchweizengrütze, Pfefferminztee oder Kaffee
Imbiß: ein Pfirsich
Abendessen: Buchweizenpfannkuchen (mit Ei und Wasser zubereitet), Kopfsalat (mit Zitronensaft und Sonnenblumenöl), Quellwasser

● Donnerstag
Frühstück: Kartoffelbrei (mit Wasser und Sonnenblumenöl), Erdbeeren, Walnüsse, dünner schwarzer Tee
Imbiß: eine Orange, Eßkastanien (Maronen)

Mittagessen: Ente mit grünem Pfeffer, weiße Bohnen, Orangentee oder Quellwasser
Imbiß: eine kleine Menge Kokosnuß
Abendessen: Kartoffeln, Erbsengemüse, Gurkensalat (mit Zitronensaft und Sonnenblumenöl), Feigen, schwarzer Tee oder Quellwasser

● Freitag
Frühstück: zwei Scheiben Weizenvollkornbrot ohne Hefe, Sonnenblumenmargarine, Malventee.
Imbiß: eine Birne
Mittagessen: weißer Fisch (zum Beispiel Heilbutt, Scholle oder Barsch), Hartweizennudeln (ohne Ei!), Rote-Bete-Salat (mit Zitronensaft und Sonnenblumenöl), Ananas, Malventee oder Quellwasser
Imbiß: eine halbe Papaya
Abendessen: Ziegenkäse mit Weizenbrot ohne Hefe, Malventee oder Quellwasser

● Samstag
Frühstück: Hirsebrei mit etwas Honig, Lindenblütentee
Imbiß: Stachelbeeren, Paranüsse
Mittagessen: Schweineschnitzel, Quinoa, Karotten, Lindenblütentee oder Quellwasser
Imbiß: zwei Kiwi
Abendessen: Hirsebrei mit Apfelkompott (ohne Zucker), Lindenblütentee oder Mineralwasser

● Sonntag
Frühstück: Reiswaffeln mit Haselnußmus (Reformhaus oder Naturkostladen), Mate
Imbiß: eine Mango, Haselnüsse
Mittagessen: Lammfleisch, geschmorte Tomaten, Naturreis, Mate oder Quellwasser
Imbiß: eine Avocado
Abendessen: Paprika, (gefüllt mit Knoblauch, Pinienkernen, Zimt, Kirschen, Salz, Pfeffer, Zwiebel, Distelöl und Reisrest vom Mittagessen), außerdem Mate oder Quellwasser

Wohnraumsanierung schützt vor Allergien

In Wohnungen können sich viele allergieauslösende Substanzen verstecken. Es ist gut möglich, daß die ständige Belastung durch giftige oder allergieauslösende Substanzen wie Holzschutzmittel, Formaldehyd, Plastikweichmacher und Schimmelpilze zu Ihrer chronischen Müdigkeit beiträgt.

Hinweise auf Allergie-auslöser Als Hinweis auf Allergien auslösende Stoffe in Ihrer Wohnung sollten Sie es werten, wenn Sie sich in Ihren eigenen vier Wänden oder in bestimmten Zimmern regelmäßig schlechter fühlen als anderswo. Ärztliche Allergietests und Schadstoffmessungen vor Ort können weitere Klarheit bringen (Adressen von Labors, die solche Untersuchungen durchführen, finden Sie im Alternativen Branchenbuch, → Seite 105).

Chemikalien Falls Sie auf Chemikalien in Vertäfelungen, Tapeten, Teppichböden, Möbeln oder Lederbezügen empfindlich reagieren, gibt es meist keinen anderen Ausweg, als die belastenden Materialien oder Einrichtungsgegenstände zu entfernen und durch andere – am besten aus unbehandelten Naturmaterialien wie Holz, Wolle und Baumwolle – zu ersetzen.

Tierhaare Wer allergisch auf Tierhaare reagiert, muß unter Umständen auf Haustiere verzichten; wer Bettfedern nicht verträgt, sollte sich eine Decke aus anderem Material (Wolle, Seide oder Baumwolle) beschaffen.

Schimmelpilze Hinter Allergien auf Hausstaub oder Hausstaubmilben stecken oft Schimmelpilze, da sie im Hausstaub allgegenwärtig sind. Schimmelpilzallergien gelten heute als häufigstes Allergieproblem und können viele ernste Krankheitssymptome bis hin zu Morbus Crohn auslösen. Schimmelpilze sitzen auf Obst und Gemüse, im Brot, auf Nüssen, am Duschvorhang, in den Ritzen zwischen Waschbecken und Wand, in Klimaanlagen, feuchten Gemäuern, Kellerräumen, feucht gewordenen Büchern und alten Matratzen.

Da ich das Schimmelpilzproblem für sehr bedeutsam halte, gebe ich im folgenden ausführliche Ratschläge, wie Sie die Pilzbelastung in Ihrer Wohnung reduzieren können.

Wie Sie sich im Alltag vor Schimmelpilzen schützen:
- Angeschimmeltes konsequent komplett wegwerfen.
- Obst und Gemüse waschen und nach Möglichkeit schälen.
- Industriell hergestellte Nahrungsmittel, Fruchtsäfte, Waschmittel und Medikamente nach Möglichkeit meiden, da sie häufig auf Schimmelpilzbasis hergestellte Enzyme enthalten.
- Vorsicht im Umgang mit Gartenerde, Komposthaufen und Hydrokulturen. An diesen Orten breiten sich Schimmelpilze aus. Probeweise auf Topfblumen verzichten.
- Nach allen Aktivitäten, die Feuchtigkeit erzeugen (Duschen, Baden, Waschen in Waschmaschine und Spülmaschine, Schlafen und Kochen) gründlich lüften.
- Vorsicht bei elektrischen Luftbefeuchtern und an Heizkörper gehängten Wasserbehältern; sie verpilzen rasch.
- Die Raumtemperatur niedrig halten (18 Grad Celsius), denn bei höheren Temperaturen wird die Luft feuchter, und die Pilze wachsen besser.
- Die Luftfeuchtigkeit im Haus sollte im Sommer zwischen 40 und 70 Prozent, im Winter zwischen 40 und 50 Prozent liegen. Die meisten Schimmelpilzarten vermehren sich erst ab 70 Prozent Luftfeuchtigkeit stark.
- Bei starken Beschwerden ist mitunter als letzte Lösung der Umzug in ein anderes Haus oder eine andere Gegend zu empfehlen. Denn selbst aufwendiges Renovieren mit komplettem Neuverputzen, Erneuerung der Tapeten und Neustreichen mit pilzabtötender Farbe hilft meist nur vorübergehend.

Desensibilisierung beim Therapeuten

Es gibt grundsätzlich zwei Verfahren zur Allergie-Desensibilisierung. Bei dem einen – von den meisten Allergologen bevorzugten – Verfahren wird dem Patienten die allergieauslösende Substanz in langsam steigender Dosis über viele Monate oder Jahre injiziert. Dazu muß er jedes Mal in die Praxis des Arztes kommen, damit eventuelle allergische Schocksymptome rechtzeitig erkannt und in der richtigen Weise behandelt werden können.

Ich bevorzuge ein anderes Verfahren, eine Fortführung der intrakutanen Quaddeltestung (→ Seite 51). Sie hat den großen Vorteil, daß der Patient sie zu Hause durchführen kann. Es genügt, wenn er den Kontakt zum Arzt telefonisch aufrechterhält. Allergische Schocks sind nicht zu befürchten, **Die Allergie** weil die verwendete Dosis so stark verdünnt ist, daß sie das **wird** Immunsystem nicht reizt, sondern die Allergie »neutrali **neutralisiert** siert«. Sobald die Neutralisationspunkte (→ Seite 51) für die Allergieauslöser ermittelt sind, verschreibe ich meinen Patienten die Allergenextrakte in genau diesem neutralisierenden Verdünnungsgrad. Der Patient nimmt sie dann zu Hause tropfenweise ein oder injiziert sie sich mit Hilfe einer kleinen Insulinspritze. In vielen Fällen kann die Allergie auf diese Weise schon nach ein paar Monaten dauerhaft beseitigt sein. (Der Förderverein Medizinische Ökologie vermittelt Adressen von Ärzten, die mit diesem Verfahren Erfahrung haben, → Seite 105).

Immunstärkung durch Ausschaltung anderer Belastungsfaktoren

Allergien verschwinden oft von selbst, wenn andere Belastungsfaktoren für das Immunsystem beseitigt werden. Zu den körperlichen Belastungen, die das Immunsystem beein **Körperliche** trächtigen, gehören vor allem Umweltgifte wie Quecksilber, **Belastungen** Blei, Kadmium und Pestizide, aber auch Krankheitserreger, also Pilze, Bakterien, Viren und Parasiten. Wenn solche Probleme erkannt und richtig behandelt werden, sind oft eine zusätzliche ärztliche Allergiebehandlung und Diäten überflüssig.

Seelische Seelische Belastungen schwächen ebenfalls das Immunsy **Belastungen** stem: berufliche Anspannung, Beziehungskonflikte, Schwierigkeiten mit Kollegen, unbewältigte seelische Verletzungen aus der Vergangenheit. Bitte unterschätzen Sie die Wirkung solcher psychischer Störfaktoren auf Ihr körperliches Wohlbefinden nicht. Wer chronisch ungelöste Probleme vor sich herschiebt, der wird bald chronisch depressiv und chronisch müde und mutlos. Falls dies auf Sie zutrifft, empfehle ich Ihnen dringend, mit fachkundiger psychologischer Hilfe nach Lösungen zu suchen, die die Belastung verringern.

Schlapp durch Umweltgifte

Zahllose Gifte schwächen das Immunsystem

Umweltschadstoffe können nicht nur auf dem Umweg über allergische Reaktionen, sondern auch durch ihre Giftwirkung dem Körper schaden. Leider hat die Zahl der gesundheitsschädlichen Substanzen in unserer Umwelt in den letzten Jahrzehnten katastrophale Ausmaße angenommen. Es würde den Rahmen dieses Ratgebers übersteigen, auf die zahllosen toxischen (giftigen) Stoffe, denen wir ausgesetzt sind, näher einzugehen. Die Luft, die wir atmen, das Wasser, das wir trinken, die Nahrung, die wir essen, die Kleider, die wir tragen, die Möbel, auf denen wir sitzen oder liegen, die Gebäude, in denen wir wohnen und arbeiten – nichts ist davon verschont geblieben. Kaum ein Gegenstand des alltäglichen Gebrauchs kann noch bedenkenlos benutzt werden.

Chronische Müdigkeit oder Erschöpfung ist eines der ersten Symptome bei Menschen, die unter Vergiftung durch Schwermetalle, Pestizide oder Lösungsmittel leiden. Oft sind solche Zusammenhänge schwer zu ermitteln, denn häufig ist die Belastung durch einen bestimmten Schadstoff so gering, daß sie nach früheren medizinischen Erfahrungen eigentlich nicht zu Vergiftungserscheinungen führen dürfte. Dennoch spielen Umweltgifte, auch wenn sie im Einzelfall schwer nachweisbar sind, mit Sicherheit eine große Rolle bei der Entstehung von chronischer Müdigkeit, einfach weil die Gesamtbelastung mit schädlichen Stoffen so hoch ist, daß unsere Immunsysteme damit nicht mehr fertig werden.

Schwer nachweisbar

Wie Sie Ihre persönliche Schadstoffbelastung verringern

Niemand kann sich heute ganz vor Umweltgiften schützen. Aber jeder kann zumindest versuchen, seine persönliche Belastung möglichst gering zu halten, indem er sich nicht unnötig Schadstoffen aussetzt. Auf diese Weise erreicht er einen gewissen Schutz der eigenen Innenwelt, entlastet sein Immunsystem und darf hoffen, daß es mit den Belastungen, die er trotz aller Bemühungen nicht vermeiden kann, besser fertig wird.

● Amalgam entfernen und Quecksilber ausleiten:
Untersuchungen haben ergeben, daß bei vielen Amalgamplomben nach einigen Jahren ein Großteil des Quecksilbers ausgewaschen ist. Wo aber ist das giftige Schwermetall, wenn es nicht mehr in den Füllungen unserer Zähne ist? Einen Teil davon haben wir mit Urin und Stuhl ausgeschieden, ein anderer Teil aber lagert sich in inneren Organen und auch im Gehirn ab, verbleibt dort jahrzehntelang und kann viele Vergiftungserscheinungen hervorrufen. Besonders groß ist die Gefahr, wenn Sie neben Amalgam Zahnersatz aus anderen Metallen im Mund haben. Diese können nämlich zusammen mit dem Amalgam eine Art Batterie bilden, durch die (nach dem Prinzip der Elektrolyse) ständig Quecksilberionen aus den Amalgamplomben herausgelöst werden. Verstärkt werden kann die Quecksilberbelastung durch häufigen Verzehr von Salzwasserfisch.

Quecksilber vergiftet den Körper

Amalgamplomben sollten Sie entfernen und durch Kunststoff- oder Goldplomben ersetzen lassen. Ich habe bei vielen Patienten beobachtet, wie nach einer solchen »Mundraumsanierung« Krankheitssymptome wie rheumatische Beschwerden, Depressionen, Gereiztheit und Mattigkeit schlagartig zurückgingen. Um bereits im Körper eingelagerte Quecksilberdepots abzubauen und aus dem Körper zu leiten, kann man unter ärztlicher Überwachung über längere Zeit Vitamin C in höheren Dosen einnehmen. Auch die Ausleitung mit homöopathisch potenziertem Quecksilber soll sich bewährt haben. Ich habe damit keine Erfahrung, rate Ihnen aber, sich an einen erfahrenen Homöopathen zu wenden, wenn Sie eine derartige Behandlung wünschen.

Behandlung mit Vitamin C

Bei schwereren Quecksilbervergiftungen (die durch eine Vollblutanalyse nachgewiesen werden können, Adresse → Seite 105) ist eine Chelattherapie (Adresse → Seite 105) sinnvoll. Dabei werden per Infusion sogenannte Chelatbildner (Chelate sind besonders stabile chemische Verbindungen von organischen und metallischen Substanzen) in den

Chelattherapie

Körper eingeführt, die sich dort mit Quecksilber und anderen Schwermetallen verbinden und zusammen mit ihnen ausgeschieden werden.

● Maßnahmen gegen Bleibelastung:

Symptome bei Blei-belastung

Menschen, die in der Nähe stark befahrener Straßen leben oder beruflich mit bleihaltigen Materialien (zum Beispiel mit dem Schutzanstrich Mennige) umgehen, sind oft in erheblichem Maße mit Blei belastet. Typische Symptome einer leichten Bleivergiftung sind Kopfschmerzen, Erschöpfung, Schlafstörungen, verschiedene Magen-Darm-Beschwerden, Übelkeit und allgemeine Muskelschwäche. Ob eine Bleivergiftung vorliegt, kann der Arzt entweder durch eine Vollblutanalyse (Adresse → Seite 105) oder – genauer – durch die Infusion von Chelatbildnern ermitteln. Nach der Infusion wird über vierundzwanzig Stunden der Urin gesammelt und abschließend die darin enthaltene Bleimenge gemessen. Sollte der Wert höher als 80 Mikrogramm Blei liegen, ist auf eine gewisse Bleibelastung zu schließen. Bei Werten über 500 Mikrogramm spricht man schon von Vergiftung. Wird auf diese Weise eine Bleibelastung festgestellt, läßt sich mit einer Reihe weiterer vom Arzt durchzuführenden Infusionen von EDTA, eine bestimmte Form von Essigsäure (je nach Schwere des Falles zwischen 10 und 100 Infusionen), der Bleiwert deutlich senken. Nach Beobachtungen des Schweizer Arztes Walter Blumer leistet dies unter anderem einen Beitrag zur Krebsvorbeugung.

Ärztliche Behandlung

Bitte beachten: Eine längere Chelattherapie darf nur durch einen darin erfahrenen Arzt angewendet werden, da durch die Chelatbildner auch lebenswichtige Mineralstoffe ausgeschwemmt werden können, die gezielt und wohldosiert ersetzt werden müssen.

● Wohngifte meiden:

Vermeiden Sie in Ihrem engeren Lebensbereich nach Möglichkeit alles, was potentiell schädliche Chemikalien enthält oder enthalten könnte: mit Holzschutzmitteln wie Lindan und PCP behandelte Vertäfelungen und Möbel, formaldehydhaltige Spanplatten und Ledermöbel, mit Weichmachern und Schwermetallen angereicherte Kunststoffgegenstände, Aluminiumtöpfe, schaumstoffhaltige Matratzen, bleihaltige Keramikglasuren, Bleikristall.

Wohnraum – Analyse vom Fachmann

Falls Sie im Zweifel sind, ob von Ihrer Wohnungseinrichtung eine Schadstoffbelastung ausgeht, können Sie Wohnung oder Haus baubiologisch untersuchen lassen. Adressen von baubiologischen Beratern und Labors finden Sie im Alternativen Branchenbuch (→ Seite 105). Eventuell wird Ihnen ein baubiologischer Berater nach der Analyse empfehlen, bestimmte Teile Ihrer Wohnung nach und nach unter baubiologischen Gesichtspunkten zu renovieren beziehungsweise neu auszustatten. Er kann Ihnen auch konkrete Vorschläge machen, welche Materialien Sie dazu verwenden könnten. Falls Sie Allergiker sind, können freilich auch dann unliebsame Überraschungen auf Sie zukommen: Manche Menschen reagieren empfindlich auf die in Naturfarben enthaltenen natürlichen Harze und Aromastoffe.

● Wenn der Arbeitsplatz chemikalienbelastet ist:

Sprechen Sie mit Ihrem Arbeitgeber

Falls Sie aus leidvoller Erfahrung oder aufgrund von Allergietests wissen, daß die Stoffe, mit denen Sie am Arbeitsplatz in Kontakt kommen, Ihnen schaden, sollten Sie sich im Zweifelsfall immer für Ihre Gesundheit entscheiden. Sprechen Sie mit Ihrem Arbeitgeber, ob eine Veränderung der Arbeitsbedingungen oder eine Versetzung in Frage kommen. Falls das nicht möglich ist, bemühen Sie sich um eine andere Stellung.

● Nebenwirkungen von Medikamenten ernst nehmen:

Medikamente = Umweltgift

Falls Sie regelmäßig Medikamente einnehmen, ist es gut möglich, daß diese zu Ihrer chronischen Müdigkeit oder allgemein zur Belastung Ihres Immunsystems beitragen. Wenn man so will, kann man die modernen pharmazeutischen Produkte ohne weiteres zu den Umweltgiften rechnen, so aggressiv sind die Nebenwirkungen mancher Präparate. Natürlich will ich Ihnen nicht raten, ein möglicherweise für Sie lebensnotwendiges Medikament einfach abzusetzen. Falls Sie aber unter chronischer Müdigkeit leiden, lesen Sie den Beipackzettel gründlich, und sprechen Sie noch einmal mit Ihrem Arzt oder Apotheker darüber, ob Ihre Beschwerden etwas mit der Medikamenteneinnahme zu tun haben könnten. Sollte dies der Fall sein, prüfen Sie zusammen mit dem Arzt, ob die Medikamente eventuell abgesetzt, in der Dosis vermindert oder durch unschädliche Alternativen ersetzt werden können.

● Naturbelassene, unbelastete Lebensmittel vorziehen:
Essen Sie, soweit irgend möglich, naturbelassene Nahrungsmittel, die nicht durch industrielle Bearbeitungsprozesse entwertet sind. Meiden Sie alle Nahrungsmittel, die mit Aroma-, Farb- und Konservierungsstoffen schmackhafter oder haltbarer gemacht sind. Kaufen Sie am besten frisches Brot aus Reformhaus oder Naturkostladen. Falls Sie beim Bäcker oder im Supermarkt Brot kaufen, erkundigen Sie sich vorher, ob es – wie heute leider fast die Regel – mit Backmischungen hergestellt ist. Bereiten Sie möglichst viele Speisen aus frischen Zutaten zu. Kaufen Sie nach Möglichkeit frische Lebensmittel aus biologischem Anbau. Falls Sie einen Garten haben, nutzen Sie dieses Privileg zum pestizidfreien Anbau von Obst und Gemüse.

Bewußt einkaufen

Hefepilze im Darm

Ein sehr gravierendes Gesundheitsproblem der heutigen Zeit ist die dramatische Zunahme der Hefepilzerkrankungen in den letzten Jahren.

Nach meiner Erfahrung sind Darminfektionen durch den Hefepilz Candida albicans sehr häufig wesentlich am Krankheitsbild »chronische Müdigkeit« beteiligt. Die typischen **Typische** Symptome bei Candida-Befall sind Darmbeschwerden, **Symptome** Blähungen, Afterjucken, Scheideninfektionen, Allergien, Gier auf Süßes und Alkohol, Abgeschlagenheit, Depressivität. Die Patienten fühlen sich erst dann deutlich besser, wenn die Pilze durch verschiedene Maßnahmen (→ Seite 69) zurückgedrängt werden.

Candida albicans kommt auch im Darm gesunder Menschen in geringen Mengen vor, verursacht aber keine gesundheitlichen Beeinträchtigungen, da ihre Vermehrung durch die normalerweise dort vorherrschenden gutartigen Bakterienarten begrenzt wird. Diese Bakterien sind von großer gesundheitlicher Bedeutung, indem sie Krankheitserreger fernhalten, Vitamine umwandeln, so daß sie besser in den Stoffwechsel eingebaut werden können, und bei der Verdauung helfen. Gefährlich wird die Candidiasis erst, wenn die Bakterienflora des Darms durch schwerwiegende Eingriffe von außen geschädigt ist, so daß die Pilze sich ungehemmt vermehren können.

Geringe Mengen sind normal

Schäden der Darmflora begünstigen das Pilzwachstum

Leider sind Schäden der Bakterienflora im Darm heute eher die Regel als die Ausnahme. Hauptursache dafür sind die Nebenwirkungen bestimmter häufig verwendeter Medikamente. Antibiotika zerstören in der Regel nicht nur die »bösen« Krankheitserreger, sondern auch einen Großteil der »freundlichen« gesundheitsfördernden Bakterien im Darm, die erwiesenermaßen der beste natürliche Schutz gegen ein Überhandnehmen der Pilze sind.

Antibiotika zerstören die Darmflora

Antibiotika werden nach meiner Meinung bei Bagatellbeschwerden mitunter etwas vorschnell verschrieben: nämlich

64

als Vorbeugung gegen Infektionen nach kleinen Verletzungen, gegen Akne oder bei Erkältungen (die übrigens häufig auf Viren zurückzuführen sind, gegen die Antibiotika ohnehin nichts ausrichten).

Sollte die Einnahme von Antibiotika jedoch aufgrund einer schweren Erkrankung für Sie unumgänglich sein, empfehle ich folgende Vorbeugungsmaßnahmen gegen Pilzinfektionen: Lassen Sie sich schon während der Antibiotikatherapie das Antipilzmittel Nystatin (→ Seite 105) verschreiben, und beginnen Sie sofort nach Beendigung der Antibiotikaeinnahme mit der Einnahme von Bifidobakterien und Laktobazillen, um die Darmflora wiederaufzubauen (→ Seite 73). Da diese Bakterienpräparate praktisch nebenwirkungsfrei sind, können Sie sie auch ohne ärztliche Verordnung einnehmen.

Vorbeugung gegen Pilzinfektionen

Kortison und andere immununterdrückende Medikamente verändern die Darmflora, indem sie die besonders wichtigen Immunorgane im Darm schwächen, die ständig damit beschäftigt sind, die Ausbreitung gefährlicher Bakterien im Darm zu verhindern. Wird die Abwehrkraft dieser Organe geschwächt, können sich Krankheitserreger stärker vermehren. Sprechen Sie mit Ihrem Arzt darüber, ob es Alternativen zur Kortisonbehandlung gibt. Mit Kortison läßt sich den Ursachen einer Krankheit nicht beikommen. Gerade bei Hauterkrankungen aller Art ist Kortison nur in seltenen Fällen zu empfehlen, denn meist sind Allergien oder Fehlernährung im Spiel. Ist die Kortisoneinnahme unumgänglich, kann wiederum die parallele Einnahme von Bakterienpräparaten helfen (→ Seite 105).

Vorsicht mit Kortison

Zytostatika (Chemotherapie) und Röntgenstrahlen werden bekanntlich in der Krebstherapie häufig eingesetzt. Sie zerstören nicht nur Krebszellen, sondern auch gesunde Zellen und die Einzeller (also die Bakterien) im Darm. Als Vorbeugung gegen diese Schäden empfiehlt sich auch hier die parallele und fortgesetzte Einnahme von Bakterienpräparaten (→ Seite 105).

Chemotherapie zerstört auch gesunde Zellen

Die Antibabypille und andere Hormonpräparate verändern auf bisher nicht ganz geklärte Weise ebenfalls die Ernährungsbedingungen für die Mikroorganismen im Darm und in der Vagina, so daß sich Pilze eher ausbreiten können.

Ebenfalls pilzfördernd: Umweltgifte und falsche Ernährung

Neben den genannten Medikamenten und Therapieverfahren spielen höchstwahrscheinlich auch Umweltgifte eine wichtige Rolle bei der neuerdings explosionsartigen Ausbreitung von Candida albicans. Konservierungsstoffe und Pestizide, deren eigentlicher Zweck ja die Vernichtung von Leben ist, beeinflussen die Bakterienflora im Darm negativ. Auch die Ernährung mit Nahrungsmitteln, die durch industrielle Bearbeitung einen Großteil ihrer Vitamine und Mineralstoffe verloren haben, scheint aus nicht ganz geklärten Gründen den Pilz zu begünstigen. Fest steht, daß Zucker, Weißmehl und Alkohol dem Pilz einen hervorragenden Nährboden bieten. Allerdings führt falsche Ernährung allein wohl nicht zur Candida-Erkrankung, denn bei intaktem Immunsystem und unbeschädigter Darmflora hat der Pilz normalerweise keine Chance, sich in größerem Ausmaß anzusiedeln.

Testen Sie sich selbst

Test: Bei allen Menschen, die oft Antibiotika, Kortison, Zytostatika oder die Antibabypille genommen haben oder mit Röntgenbestrahlungen im Magen-Darm-Bereich gegen Krebs behandelt wurden, ist mit einiger Sicherheit die Darmflora verändert. Viele dieser Menschen leiden unter Candidabefall.

Um zu ermitteln, ob Sie ein Candida-Problem haben, überprüfen Sie bitte, welche der im folgenden angeführten Symptome Sie schon bei sich selbst beobachtet haben:

- Jucken an Augen oder Nase?
- Verstopfung?
- Blähungen?
- Unerklärliche Mißmutigkeit?
- Gedächtnisstörungen?
- Juckreiz am After?
- Schleimhautentzündungen im Nasen- und Rachenraum?
- Sehstörungen – Probleme durch Doppelbilder?
- Hautausschläge?

● Belegte Zunge?
● Allergische Reaktionen?
● Nahrungsmittelunverträglichkeiten?
● Empfindlichkeit gegen Chemikalien im Haushalt?
● Unerklärliche starke Müdigkeit?
● Schlafstörungen?

Nur für Frauen
● Juckreiz an den Schamlippen?
● Starker Scheidenausfluß?
● Häufige Blasenentzündungen?
● Häufiger Harndrang, verbunden mit dem Gefühl, die Blase nicht ganz entleeren zu können?
● Unterleibskrämpfe?

Auswertung

Sind es zehn oder mehr Symptome, dann ist die Wahrscheinlichkeit ziemlich hoch, daß Sie an einer Candidiasis leiden. Bei 15 Ja-Antworten ist die Wahrscheinlichkeit äußerst hoch, und Sie sollten sich zur Diagnose und Therapie in ärztliche Behandlung begeben.

Candida-Nachweis durch Antikörpertest

Wenn Sie eine gesicherte medizinische Candida-Diagnose wünschen, empfehle ich den immunologischen Antikörpertest, weil er am zuverlässigsten ist.

Blutuntersuchung

Anhand einer Blutprobe wird untersucht, ob im Körper vermehrt Antikörper gegen Candida albicans vorhanden sind. Das Testverfahren ist zu kompliziert, als daß ich Ihnen die Erklärung hier zumuten möchte. Soviel aber sollten Sie wissen: Der »Antikörpertiter« gegen Candida liegt im Normalfall zwischen 1:80 und 1:160. Bei 1:320 und höheren Werten muß eine ernstere Candida-Erkrankung vermutet werden. Der Test wird von jedem größeren Labor durchgeführt.

Nicht zuverlässig: die Candida-Diagnose durch Stuhluntersuchung

Die gängige Methode der Candida-Testung durch Stuhluntersuchung ist nach meiner Erfahrung nur dann einigermaßen zuverlässig, wenn sie sehr sorgfältig durchgeführt wird. Da die Pilze sich im Darm zu »Nestern« zusammenballen, die nicht unbedingt in die Stuhlprobe hineingeraten müssen, werden diese Nester oft verfehlt, wenn im Labor mit einem Löffel ein Teil des Stuhls zur näheren Untersuchung herausgegriffen und nach Wachstum in einer Nährlösung auf seinen Keimgehalt überprüft wird. Ich empfehle deshalb grundsätzlich, daß der Stuhl im Labor gut verrührt wird und an mindestens drei Punkten aus dem Stuhl Proben entnommen werden. Außerdem sollte der Stuhl frisch beim Labor »abgesetzt« werden, damit die Resultate nicht durch lange Transportwege und Lagerung verfälscht werden.

Untersuchung im Labor

Wie aussagekräftig ist der Scheidenabstrich?

Beim Scheidenabstrich wird ein wenig Flüssigkeit aus der Vagina entnommen und im Labor auf seine Keimzusammensetzung untersucht. Scheidenabstriche verlaufen oft negativ, weil keineswegs immer Candida in der Vagina vorhanden sein muß, auch wenn der Darm besiedelt ist. Ist Candida in der Scheide vorhanden, ist auch der Darm betroffen.

Ergebnis oft negativ

Sind Sie gegen Candida allergisch?

Immer wieder beobachte ich, daß Patienten mit einer Candida-Infektion des Darms auch gegen den Pilz allergisch sind. Das heißt, die Abwehrmechanismen gegen Hefepilze funktionieren nicht mehr normal, sondern »allergisch« (→ Seite 51). Die Symptome, die man bei Candida-Befall beobachtet, sind vor allem auf diese allergische Komponente, aber auch auf immunschwächende Giftstoffe, die der Pilz absondert, zurückzuführen. Gleichzeitig begünstigt der Candida-Befall offensichtlich Allergien gegen andere Pilzarten (Back- und Bierhefe, Schimmelpilze), aber auch gegen Substanzen, die in Nahrungsmitteln vorhanden sind, und gegen Chemikalien. Gewißheit, ob Sie gegen Candida allergisch sind, bringt der Hauttest (→ Seite 51).

Der Pilzbefall macht allergisch

68

Die Candida-Behandlung

Ganzheitliche Therapie

Um eine Candida-Erkrankung gründlich auszuheilen, ist ein umfassendes ganzheitliches Therapiekonzept vonnöten, zu dem vor allem Antipilzmedikamente, Ernährungsumstellung, Regenerierung der Darmflora und Allergiebehandlung gehören.

Die medikamentöse Candida-Therapie

Hierzu ist das Mittel Nystatin in der Regel gut geeignet. Dieses Präparat hat sich langjährig bewährt, wird von Ärzten oft und mit Erfolg verschrieben und hat nur wenige geringfügige Nebenwirkungen.

Empfohlene Präparate

Nystatinpräparate gibt es als Saft oder in Tablettenform unter verschiedenen Markenbezeichnungen. Die besten Erfahrungen haben meine Patienten jedoch mit Nystatin in Pulverform gemacht (Bezugsquelle → Seite 105). Nystatin sollte über drei bis sechs Monate eingenommen werden (in manchen Fällen auch länger), damit auch die letzten Reste der Hefepilze beseitigt werden. In letzter Zeit wirkt das Mittel mit zunehmender Häufigkeit nicht oder nicht ausreichend. Das liegt wahrscheinlich daran, daß vermehrt besondere Pilz»stämme« an der Erkrankung beteiligt sind, die gegen Nystatin nur mäßig empfindlich sind. Dann kann möglicherweise ein anderes Antipilzmedikament wie Amphotericin-B, Itraconazol oder Fluconazol weiterhelfen. Um zu ermitteln, durch welches Mittel die bei Ihnen vorhandenen Pilze am besten zurückgedrängt werden können, sollte Ihr Arzt ein »Antimykogramm« anordnen. Bei dieser Laboruntersuchung werden zunächst die in Ihrem Stuhl gefundenen Pilze gezüchtet und vermehrt. Im zweiten Schritt wird dann geprüft, wie Sie auf verschiedene Antipilzmedikamente reagieren. Die Untersuchung kann in jedem Labor durchgeführt werden.

Welches Mittel hilft?

Auch falls Sie auf Nystatin allergisch sind (was ein vorher durchgeführter Hauttest zeigt), sollten Sie sich vom Arzt diese Alternativen verschreiben lassen. Allerdings sind hier die möglichen Nebenwirkungen (insbesondere eine Belastung der Leber) stärker als bei Nystatin.

Bitte beachten: Bei allen medikamentösen Candida-Therapien kann es einige Tage nach Beginn der Einnahme zu einer Verschlechterung Ihres Allgemeinbefindens kommen.

Das liegt daran, daß die absterbenden Pilze Giftstoffe ausscheiden, die den Körper sehr belasten. Bitte setzen Sie das Mittel dennoch nicht ab, sondern verringern Sie allenfalls die Dosis. Diese Beschwerden verschwinden in aller Regel nach ein bis zwei Wochen.

Naturheil-mittel Auch verschiedene Naturheilmittel können gegen Candida helfen. Wählen Sie aus den nachfolgend vorgestellten Präparaten oder Mitteln eines aus. Alle diese Mittel können Sie bedenkenlos über sechs Wochen einnehmen, auch ohne einen Arzt um Rat gefragt zu haben. Falls Sie sie länger nehmen wollen, sprechen Sie vorher mit Ihrem Arzt.

Eine parallele Einnahme aller dieser Naturheilmittel möchte ich nicht empfehlen, obwohl sie alle im Prinzip nebenwirkungsfrei sind. Aber wenn Sie alles auf einmal nehmen, wissen Sie am Ende nicht mehr, was Ihnen wirklich geholfen hat.

Zur Selbst-behandlung Aloe-Vera-Saft (Reformhaus – zweimal täglich ein Teelöffel, Flasche nach Anbruch im Kühlschrank aufbewahren), frischer Knoblauch in beliebiger Menge (oder dreimal zwei Knoblauchkapseln täglich – zum Beispiel Carisano, Kwai oder Ilja Rogoff), das Mineral Selen (zum Beispiel 1mal täglich 100 Mikrogramm des hefefreien Präparats L-Selenometheonine, Firma Orthica, oder Yeastfree Selenium, Firma Orthica), das Vitamin Biotin (zum Beispiel 1mal täglich eine 1000-Mikrogramm-Tablette Biotin, Firma Orthica, unter der Zunge zergehen lassen), und ein Extrakt der Pflanze Artemisia annua, der unter dem Namen Artemisia vertrieben wird (3mal täglich zwei Kapseln zu den Mahlzeiten, → Seite 105), ein Zitrussamenextrakt, das unter dem Namen Paramicrocidin vertrieben wird (dreimal täglich eine Kapsel zu den Mahlzeiten, → Seite 105), und schließlich der in Apotheken erhältliche südamerikanische Baumrindentee Iperoxo (der unter verschiedenen Bezeichnungen im Handel ist: Taheebo-

Tee, Lapacho-Tee, Pau d`Arco-Tee, Iperoxo-Tee, Roter Inka-Lapacho-Tee).

Achten Sie auf Qualität

Beim Kauf von Iperoxo-Tee sollten Sie darauf achten, daß es sich um die Rinde handelt, nicht um das Holz (Roter Inka-Lapacho besteht zum Beispiel aus Rinde). Die Rinde enthält gegen Pilze wirksame Substanzen, die den brasilianischen Baum im feuchten Regenwaldklima gegen Pilzbefall schützen. Bei der Zubereitung muß das Wasser etwa fünf Minuten kochend gehalten werden, danach sollte der Tee noch zwanzig Minuten ziehen.

Da die durch Candida geschädigte Darmschleimhaut oft nicht mehr ausreichend Vitamine und Mineralstoffe aus der Nahrung aufnimmt, kann es nützlich sein, dem Körper diese lebenswichtigen Substanzen vermehrt von außen zuzuführen.

Vitamine und Mineralstoffe zuführen

Ich empfehle meist die Einnahme von Multivitamin- und -mineralstoffpräparaten (zum Beispiel 3mal täglich eine Kapsel des hefefreien Präparats High Potency Soft Multiple, Firma Orthica). Diese Mittel können ohne weiteres über längere Zeit genommen werden. Man sollte unbedingt darauf achten, daß sie hefefrei sind, weil sonst allergische Symptome auftreten können.

Ohne Ernährungsumstellung geht es nicht

Äußerst wichtig ist in jedem Fall die konsequente Umstellung der Ernährung. Wer ein Candida-Problem hat, muß vor allem auf Zucker, Weißmehl, Alkohol und Essig verzichten, denn von diesen Nahrungsmittel gedeiht der Pilz blendend.

Was Sie nicht essen sollten

Auch hefehaltige Produkte sollten Sie wegen der Allergie-Problematik meiden. Dazu gehören neben alkoholischen Getränken essighaltige Nahrungsmittel, Hefegebäck, die meisten Würzmittel, mit Hefe angereicherte Fertiggerichte und Fertigsoßen, Vergorenes.

Produkte, die Schimmelpilze enthalten, sollte man vorsichtshalber zunächst nicht zu sich nehmen: Pilzkäse, getrocknete Gewürze (sind leider oft verpilzt), Fruchtsäfte (werden oft mit aus Schimmelpilzen gewonnenen Enzymen hergestellt und enthalten meist mikroskopisch kleine Überreste von angeschimmelten Früchten).

Die Hefepilzkontrolldiät

● Was Sie nicht essen dürfen: fertige Backmischungen, Bier, Bonbons, Brötchen, Cornflakes, Fertigdesserts, Fruchtsäfte, getrocknete Gewürze, Hefegebäck, Ketchup (weil Zucker enthalten ist), Fertigmayonnaise, Pilze, Sekt, Senf, mit Pilzen hergestellte Käsesorten wie Camembert und Brie (aber auch Gouda), Wein, Weißbrot, Worcestersauce, Zucker (aber auch andere Süßmittel wie Honig und Malz).

● Was Sie essen dürfen: sämtliche Gemüse, sämtliche Obstsorten (Gemüse und Obst nach Möglichkeit gründlich bürsten, gründlich abspülen, danach außerdem schälen), sämtliche Vollkorngetreidearten, sämtliche Nüsse und Samen, Milch und Joghurt, durch bakterielle Fermentierung hergestellte Käsesorten (zum Beispiel Schweizer Käse und Bergkäse), Frischkäse, Eier, Fleisch, frische Gewürze.

● Verschärfte Diät für schwerere Fälle: Falls die Symptome durch diese Diät nicht verschwinden, kann es hilfreich sein, wenn Sie außerdem auf besonders süße Obstsorten wie Trockenfrüchte, Bananen, Birnen und Weintrauben verzichten oder diese zumindest nur in sehr geringen Mengen essen.

● Das Koffeinproblem: Schwarzer Tee und Kaffee können indirekt das Wachstum der Pilze fördern, weil sie eine erhöhte Zuckerausschüttung aus Leber und Muskeln bewirken. Trinken Sie so wenig wie möglich von diesen stimulierenden Getränken.

Erlaubt sind Naturprodukte

Auf den ersten Blick sieht diese Diät für Sie vielleicht nach einer enormen Belastung aus. Genauer betrachtet, sind jedoch die meisten der »verbotenen« Speisen für jeden, der nach Gesundheit und vollwertiger Ernährung strebt, ohnehin nicht zu empfehlen. Erlaubt sind praktisch sämtliche Naturprodukte, nicht zu empfehlen sind vor allem durch industrielle Bearbeitung entwertete Nahrungsmittel. Die Hefepilzkontrolldiät allein genügt allerdings nicht, um den Pilz zu vertreiben. Diese Diät muß unbedingt mit einer Medikamententherapie kombiniert werden. Wenn Sie das Nahrungsangebot für die Pilze verknappen, ohne sie gleichzeitig medikamentös anzugreifen, besteht die Gefahr, daß sie auf der Suche nach neuen Nahrungsquellen in die Darmwand hineinwachsen. So verschaffen sie sich Zugang zu Blutgefäßen und zu dem im Blut enthaltenen Zucker. Damit wächst die Gefahr, daß die Pilze zu inneren Organen vordringen und sich im ganzen Organismus ausbreiten. Wenn dies geschieht, droht Lebensgefahr, und es helfen nur noch stärkste antimykotische Medikamente. Mit dem Hinweis auf diese zum Glück sehr seltene Verschlimmerungsmöglichkeit will ich Ihnen keine Angst einjagen, sondern nur verdeutlichen, wie gefährlich die Pilze sein können und wie wichtig die rechtzeitige Behandlung ist.

Zusätzlich Medikamente

Rechtzeitig behandeln!

Zur Candida-Therapie gehört auch eine Allergiebehandlung

Zu den typischen Begleiterscheinungen einer Candida-Erkrankung gehören fast immer Allergien aller Art. Die Hefepilze im Darm stellen offensichtlich für das Immunsystem eine so große Belastung dar, daß es mit vielen Substanzen nicht mehr klarkommt, auf die es früher nicht allergisch reagierte. Candida-Betroffene sind häufig nicht nur gegen Pilze allergisch, sondern gleichzeitig gegen alle möglichen Alltagsallergene: Putzmittel, Kosmetika, Dieselabgase, Pollen, Hausstaub, Tierhaare und nicht zuletzt gegen viele verschiedene Nahrungsmittel. Deshalb gehört zur Candida-Behandlung fast immer eine umfassende Allergiebehandlung mit Allergietests, Desensibilisierung und Vermeiden von Allergenen (→ Seite 52).

Das Immunsystem ist überfordert

Regeneration der Darmflora durch lebende Bakterien

Sehr empfehlenswert während und nach der Candida-Therapie ist die Einnahme von Bakterien, die normalerweise – wenn die Candida sich noch nicht ausgebreitet hat – im Darm überwiegen sollten. Sie drängen die Candida zurück und sorgen für eine allgemeine Regeneration der Darmflora,

Auch nach der Therapie

damit sich nicht bei nächster Gelegenheit wieder Pilze, schädliche Bakterien oder auch Parasiten einnisten können. Am besten geeignet sind Laktobacillus acidophilus und Bifidobakterien in möglichst hoher Dosierung. Beide Bakterienarten sollten parallel genommen werden, da die einen eher im Dünndarm, die anderen eher im Dickdarm wirken. Ich verschreibe mit gutem Erfolg die deutschen Präparate Omniflora und Hylak N (Apotheke), außerdem verschiedene hochdosierte amerikanische Präparate wie Superdophilus, Bifido Factor, bei Milchunverträglichkeit auch M.F.A., Pro-Bifidonate und Vitaldophilus (Bezugsquelle → Seite 105).

Empfohlene Präparate

Da praktisch keine Nebenwirkungen dieser Bakterienpräparate bekannt sind, können Sie sie bedenkenlos auch ohne ärztliche Verschreibung einnehmen. Bei der Wahl der Bakterienpräparate sollten Sie darauf achten, daß der Hersteller eine kühle Lagerung des Produkts vorschreibt und klare Angaben zur Keimzahl in Verbindung mit einer garantierten Mindesthaltbarkeit macht. Die Einnahme von Bifidobakterien und Laktobazillen ist auch die beste Vorbeugung gegen Darmfloraschäden und Candida-Besiedelung nach Therapien mit Antibiotika, Kortison, Zytostatika und Röntgenstrahlen.

Bitte beachten Sie

Bakterien gegen Pilzinfektionen der Scheide

Freundliche Bakterien aus der Gruppe der Laktobazillen eignen sich auch hervorragend als Therapie bei Pilzinfektionen der Vagina, da sie den Pilz durch ihre Ausscheidungen hemmen. In der Apotheke gibt es (auch ohne Rezept) verschiedene Präparate mit sogenannten »Döderlein-Bakterien« (Lactobacillus acidophilus), die in die Scheide eingeführt werden können (am höchsten dosiert: das Präparat Döderlein-Med). Oft ist dann eine Behandlung mit pilzabtötenden Medikamenten überflüssig.

Mitunter genügt schon wiederholtes Einstreichen der Scheidenschleimhaut mit Joghurt (am besten »Joghurt mild«, der den Scheidenbewohner Lactobacillus acidophilus enthält) oder das Einführen joghurtgetränkter Tampons, um die Pilze zurückzudrängen. Bei einer Vaginalinfektion sollte der Partner sich ebenfalls auf Candida untersuchen und gegebenenfalls behandeln lassen.

Behandlung mit Joghurt

74

Energielos durch Unterzucker (Hypoglykämie)

Zu den am wenigsten bekannten und dennoch weitverbreitesten Krankheiten unserer Zeit gehört der chronisch niedrige Blutzuckerspiegel, unter dem unzählige Menschen in den Industriestaaten leiden. Obwohl sie unablässig Süßigkeiten essen, steht dem Organismus, vor allem dem Gehirn, dennoch nicht ausreichend sofort abrufbare Energie zur Verfügung. Denn ihr Blut enthält zu wenig Glukose (Traubenzucker), den Stoff, den Körper und Gehirn in großen Mengen verbrauchen, wenn sie aktiv sind.

Typische Symptome Die typischen Symptome einer solchen »Hypoglykämie« sind Erschöpfung, chronische Müdigkeit, Depressionen und Reizbarkeit. Hinzu kommen häufig Kopfschmerzen, Herzrhythmusstörungen, Muskelschmerzen, Juckreiz, übermäßiges Schwitzen, Atemnot, Zittern, Sehstörungen, Ohnmachtsanfälle oder chronische Verdauungsstörungen. Das deutlichste Symptom aber ist ein regelmäßig wiederkehrendes unerträgliches Verlangen nach Bonbons, Keksen, Kuchen, kurz: nach allem, was Zucker enthält.

Der Verzehr von Süßigkeiten ist ein naheliegendes und – zumindest kurzfristig – auch wirksames Gegenmittel gegen niedrigen Blutzuckerspiegel. Der Zuckerspiegel steigt zunächst steil an, um allerdings nach kurzer Zeit wieder abzusinken, worauf das starke Bedürfnis nach Süßem erneut auftritt.

Oft wissen die Betroffenen gar nicht, daß sie krank sind, so selbstverständlich ist ihnen der Griff zum süßen »Muntermacher« geworden. Sie merken allenfalls, daß es in ihrem Leben spätestens alle paar Stunden ein »Energieloch« gibt, das nur durch Schokoriegel oder ähnliches gestopft werden kann. Oder durch Koffein, das bewirkt, daß aus der Leber und aus Muskeln weitere Zuckermengen ins Blut abgegeben werden, die eigentlich als Reserve dort gespeichert sind.

Süßigkeiten bestimmen den Alltag Leider machen Süßigkeiten bestenfalls die Symptome erträglicher, die Grunderkrankung aber wird durch sie verschlimmert, oft überhaupt erst erzeugt. Denn die eigentliche

Ursache für Hypoglykämie ist in den meisten Fällen die ständige Überlastung der inneren Organe durch übertriebene Zufuhr von Zucker, der rasch ins Blut gelangt (Traubenzucker und normaler weißer Zucker). Hierdurch wird die Bauchspeicheldrüse gezwungen, ständig das zuckerabbauende Hormon Insulin in großen Mengen zu produzieren, um die Blutzuckerwerte wieder auf den Normalwert zu drücken. Nach einiger Zeit geraten die Kontrollmechanismen der Bauchspeicheldrüse aus dem Gleichgewicht, so daß permanent zuviel zuckerabbauendes Insulin produziert wird. Das Resultat ist ein zu niedriger Blutzuckerspiegel. **Ursachen für Unterzucker**

Gleichzeitig stehen, verursacht durch den hohen Zuckerkonsum, zwei andere Organe unter Dauerstreß: die Nebennierenrinde und die Leber. Die Nebennierenrinde und die Nebenniere produzieren ständig Streßhormone (Glukagon, Kortison und Adrenalin), sie wandeln die Energiereserven der Leber in Traubenzucker um, der sodann zum Ausgleich der Hypoglykämie ins Blut abgegeben wird. Wer sich durch fortgesetzten Zuckerverzehr diese Belastungen über längere Zeit zumutet, dem drohen Zuckerkrankheit (= Insulinmangel) infolge totaler Erschöpfung der Bauchspeicheldrüse und Schäden an Leber und Nebennierenrinde, die kaum noch rückgängig zu machen sind. **Insulinmangel**

Die Diagnose der Hypoglykämie: der Glukosetoleranztest

Wenn Sie sich alle paar Stunden – in fortgeschrittenen Fällen sogar jede halbe Stunde – müde und matt fühlen und sich nur jeweils mit Hilfe von süßen Snacks durch den Tag retten, ist der Verdacht auf Hypoglykämie sehr naheliegend. Wenn Sie eine medizinische Bestätigung wünschen, sollten Sie beim Arzt einen sechsstündigen Glukosetoleranztest durchführen lassen. **Gehen Sie zum Arzt**

Vor diesem Test dürfen Sie 12 Stunden nichts essen. Danach erhalten Sie beim Arzt entweder eine Infusion mit 100 Gramm Glukose oder essen ein oder zwei Stück Kuchen (also etwa die gleiche Zuckermenge). Der Blutzuckerspiegel wird vor dieser Mahlzeit, eine halbe Stunde danach und dann jede weitere Stunde gemessen.

Typisch für Hypoglykämie ist zunächst ein mehr oder minder rascher Anstieg des Blutzuckerspiegels. In dieser Periode fühlen Sie sich relativ gut und energiegeladen. Dann aber folgt ein mehr oder minder rasches Absinken unter den Normalwert (100 Milligramm pro Deziliter Blut); Sie klagen über Müdigkeit, Übellaunigkeit und Heißhunger nach Süßem. Eine erneute Normalisierung tritt erst nach einigen Stunden ein.

Bitte beachten: Bestehen Sie darauf, daß der Glukosetoleranztest über sechs Stunden durchgeführt wird, nicht kürzer, weil nur so eindeutig die für Hypoglykämie typische Normalisierung oder Erholung des Blutzuckerspiegels nach Ablauf der sechs Stunden beobachtet werden kann.

Was langfristig hilft: Vollwertkost statt Süßigkeiten

Ernährungs-umstellung

Den wesentlichen Beitrag zur Behandlung einer chronischen Hypoglykämie muß der Patient selbst leisten: durch Ernährungsumstellung.

Es liegt allein in Ihrer Hand, ob Sie die Erkrankung im Alltag durch Verzehr von Süßigkeiten weiter vorantreiben oder sie unter Kontrolle bekommen durch Umstellung auf eine vollwertige Kost mit wenig weißem Zucker und Traubenzucker. Verzichten Sie – zumindest anfangs – konsequent auf Produkte, die weißen oder braunen Zucker, Traubenzucker, Fruchtzucker oder Honig enthalten. Auch Alkohol, Koffein, Weißmehl und süßes Obst sollten Sie nur in sehr geringen Mengen zu sich nehmen. Essen Sie statt dessen »vollwertig«, also Vollkorngetreide, Vollkornnudeln und Vollkornbrot, viel Gemüse, Hülsenfrüchte, Nüsse, ungesüßte Milchprodukte und Fleisch.

Ernährung ohne Zucker

Keine Sorge, der Organismus holt sich den Zucker, den er braucht, auch aus diesen Lebensmitteln, indem er die in Getreide und Gemüse enthaltenen Kohlenhydrate, aber auch Eiweiß und Fette zu Einfachzuckern umbaut. Dieser Umbau geschieht so allmählich, daß ein schnelles Aufputschen des

Blutzuckerspiegels nicht eintritt. Auch das nachfolgende Absinken unterbleibt, weil durch die länger andauernde Verdauung immer ein gewisser Zuckernachschub ins Blut kommt.

Günstig ist es, wenn Sie über den Tag verteilt anstatt zwei oder drei großer Mahlzeiten fünf oder sechs kleine zu sich nehmen. Auf diese Weise lassen sich die Blutzuckerwerte ziemlich stabil halten.

Öfter und wenig essen

Falls Ihnen das Leben ohne Süßes allzu schwer fällt, können Sie übergangsweise Süßstoff verwenden. Ergibt ein weiterer Glukosetoleranztest nach einigen Monaten, daß sich Ihre Werte verbessert haben, können Sie wieder in Maßen gesunde Süßigkeiten essen: Obst, Trockenfrüchte oder ein paar mit Honig oder Malz gesüßte Kekse pro Tag.

Wenn diese Maßnahmen nicht helfen, können Sie es mit der sogenannten »Steinzeit-Diät« versuchen, die der New Yorker Arzt Dr. Atkins seit Jahren propagiert. Dabei essen Sie fast keine Kohlenhydrate, sondern vor allem Eiweiß und Fett, nämlich Fleisch, Eier, einige Milchprodukte (Butter, Sahne und Käse), Gemüse und Salate. Führen Sie diese Diät aber nicht länger als drei bis vier Wochen durch, weil bei der Umwandlung von Eiweiß in Kohlenhydrate viele Schlacken anfallen, die die Ausscheidungsorgane belasten.

»Steinzeit-Diät«

Speziell zur Regeneration der überlasteten Nebennierenrinde setze ich seit Jahren erfolgreich das österreichische Präparat Cortiglanden ein, einen Gesamtextrakt der Nebennierenrinde, der nicht die schädlichen Nebenwirkungen von Kortison hat. Cortiglanden-Spritzen und -Tabletten sollten nur auf ärztliche Anordnung verwendet werden. Falls es Ihnen partout nicht gelingen will, sich konsequent an meine Ernährungsratschläge zu halten, und Sie sich immer wieder von den Verlockungen im Süßigkeitenregal verführen lassen, kann es sich lohnen, nach den Gründen für dieses Suchtverhalten zu suchen. Dabei können Psychotherapie oder Suchtselbsthilfegruppen eine große Hilfe sein (Adressen von Selbsthilfegruppen → Seite 105).

Der Arzt empfiehlt

78

Niedriger Blutdruck

Bei manchen Menschen ist die chronische Müdigkeit auf zu niedrigen Blutdruck zurückzuführen. Von zu niedrigem Blutdruck spricht man, wenn der untere (diastolische) Wert unter 60 mm Hg und der obere (systolische) Wert unter 110 mm Hg beim Mann beziehungsweise unter 100 mm Hg bei Frauen liegt. Niedriger Blutdruck kann zahlreiche Ursachen haben; lassen Sie den Blutdruck beim Arzt überprüfen. Falls die Werte zu niedrig liegen, hilft Ihnen der Arzt, die Ursache herauszufinden. Mitunter ist eine Therapie mit pflanzlichen oder homöopathischen Medikamenten möglich.

Maßgebliche Werte

Verspannungen und Müdigkeit – oft durch Zähneknirschen verursacht

Viele Menschen leiden unter allmorgendlichen Verspannungen und Kopfschmerzen, weil sie nachts mit den Zähnen knirschen und die Kiefer- und Nackenmuskulatur anspannen. Der Schlaf bringt ihnen keine richtige Erholung mehr, sie fühlen sich schon morgens müde. Ursache des Zähneknirschens können seelische Belastungen sein, aber auch nur zu oft winzige Zahnstellungsfehler, schlecht angepaßte Kronen und Brücken, überstehende Füllungen, die dazu führen, daß die Zähne des Ober- und Unterkiefers nicht an allen Stellen gleichmäßig aufeinandertreffen.

Ursachen für das Zähne-knirschen

Falls seelische Belastungen vorliegen, sind Entspannungsübungen (→ Seite 22), Streßvermeidung (→ Seite 22) und mitunter psychologische Behandlung angezeigt.

Auf Bißfehlern beruhendes Zähneknirschen läßt sich oft durch eine zahnärztliche »Funktionstherapie« abstellen. Dabei wird dem Oberkiefer eine Aufbißschiene aus durchsichtigem Kunststoff angepaßt, eventuell die Zahnhöhe durch Abschleifen der Zähne oder Aufkleben einer Keramikschicht korrigiert. (Weitere Informationen über diese Behandlung bei der auf Seite 105 angegebenen Kontaktadresse.)

Funktions-therapie

Weitere natürliche Heilverfahren, die bei chronischer Müdigkeit helfen können

In diesem Kapitel finden Sie Heilverfahren, die die Symptome bei chronischer Müdigkeit lindern können. Es sind weitgehend nebenwirkungsfreie Methoden, die Sie zum großen Teil auch ohne ärztliche Überwachung anwenden können.

Aromatherapie mit Heilkräuteressenzen

In den letzten Jahren hat die Therapie mit Heilkräuteressenzen (oder ätherischen Ölen), die Aromatherapie, eine erstaunliche Verbreitung gefunden. Es handelt sich dabei um hochkonzentrierte Pflanzenextrakte, deren Wirksamkeit außer Zweifel steht. Viele ätherische Öle stammen von seit Jahrhunderten bewährten Heilpflanzen. Sie sind in vielen Apotheken, Reformhäusern und Naturkostläden erhältlich. Sie sollten ätherische Öle immer nur in geringen Mengen (höchstens fünf Tropfen pro Tag) anwenden, da die Wirkung sonst zu stark sein kann.

Vielfältige Verwendung Je nach persönlicher Vorliebe können Sie sie als Badezusatz verwenden, ein paar Tropfen zum Massageöl geben, sie auf das Kopfkissen träufeln, in einer »Duftlampe« verdunsten lassen oder Tee damit aromatisieren. Falls Sie ätherische Öle in den Tee geben, nehmen Sie zunächst nur einen Tropfen, und probieren Sie einen Schluck, sonst kann der Geschmack leicht zu intensiv werden.

Bei chronischer Müdigkeit sind die folgenden Öle zu empfehlen:

Empfehlenswerte Essenzen

● Zur Entspannung: Basilikum, Bergamotte, Geranie, Kamille, Lavendel, Majoran, Melisse, Neroli, Rose, Sandelholz
● Bei starker Apathie: Rosmarin und Jasmin
● Bei Depressionen: Bergamotte, Geranie, Jasmin, Kamille, Kampfer, Lavendel, Patschuli, Thymian
● Bei geistiger Erschöpfung: Basilikum, Kardamom, Pfefferminz, Rosmarin
● Allgemein anregend wirken: Eukalyptus, Kampfer, Pfefferminz, Rosmarin, Schwarzer Pfeffer
● Anregend auf den Kreislauf wirken: Benzoe, Kampfer, Rosmarin, Schwarzer Pfeffer, Wacholder

80

● Gegen die mitunter mit chronischer Müdigkeit einhergehenden Muskelschmerzen: Eukalyptus, Rosmarin, Salbei (als Zusatz zum Massageöl oder ins Badewasser gegeben)

Bitte beachten Sie: Ätherische Öle sind hochwirksame Substanzen, die bei Überdosierung Nebenwirkungen haben können. Verwenden Sie sie vorsichtig oder bitten Sie Ihren Arzt oder Apotheker um Rat. (Weiterführende Literatur → Seite 106.)

Homöopathie

Die Diagnose stellt der Arzt

Mit der Anwendung homöopathischer Mittel habe ich selbst kaum Erfahrung, habe aber des öfteren von Patienten gehört, daß ihnen diese Methode sehr geholfen hat. Das Prinzip der Homöopathie ist die Heilung körperlicher und seelischer Beschwerden durch ein Mittel, das genau zu einem bestimmten Menschen mit bestimmten Symptomen und Eigenarten paßt. Bei der homöopathischen Diagnose wird eine Vielzahl von Faktoren einbezogen – von der Persönlichkeitsstruktur über offensichtliche Krankheitssymptome bis hin zu Nahrungsvorlieben oder Wetterfühligkeit. Deshalb läßt sich keine allgemeingültige Empfehlung zur Einnahme von Homöopathika geben.

Falls Sie es mit diesem Therapieverfahren versuchen wollen, empfehle ich Ihnen, einen erfahrenen Homöopathen aufzusuchen, der mit »klassischer« Homöopathie arbeitet (Ärzte, die mit Homöopathie arbeiten, finden Sie unter dem Stichwort »Ärzte«, Untergruppe »Homöopathie« im Branchenbuch).

Heiße Bäder, Wechselbäder, Sauna, »Abrubbeln«

Wärme hilft bei Muskelschmerzen

Wärme kann eine große Hilfe gegen die oft mit dem chronischen Müdigkeits-Syndrom einhergehenden Muskelschmerzen sein. Nehmen Sie gelegentlich ein heißes Bad (37 bis 40 Grad Celsius), aber bleiben Sie höchstens zehn Minuten darin. Danach ruhen.

Saunabesuche helfen mitunter, können aber auch anstrengen. Achten Sie genau darauf, ob Sie sich nach Bädern oder nach einem Saunabesuch insgesamt besser oder erschöpfter fühlen.

Kneipp-Anwendungen

Auch die aus dem Repertoire der Kneippschen Anwendungen stammenden Wechselbäder können bei Muskelschmerzen helfen. Duschen Sie die schmerzende Körperregion zunächst etwa zwei bis drei Minuten mit heißem Wasser, danach etwa 30 Sekunden mit kaltem, dann wieder zwei bis drei Minuten mit heißem Wasser; wechseln Sie so einige Male. Wenn Ihnen dabei zu kalt wird, verkürzen Sie die Zeit des kalten Abduschens. Sollten Sie die Kälte immer noch als störend empfinden, verzichten Sie auf das kalte Wasser. Durch dieses Verfahren wird die Durchblutung gefördert, der Bereich erwärmt sich und Schlackenstoffe werden besser abtransportiert.

Ebenso haben sich zwei andere Methoden zur Anregung der Durchblutung und des Immunsystems bewährt: das Abreiben mit einem feuchtheißen Handtuch (in heißes Wasser tauchen, auswringen, anschließend den ganzen Körper damit abreiben) und das »Abrubbeln« mit Sisalhandschuhen oder trockenen Frottiertüchern.

Lichttherapie

Falls Ihre Müdigkeit vor allem während der Wintermonate auftritt und sich im Frühling und Sommer deutlich bessert, gehören Sie möglicherweise zu den Menschen, die anfällig für Winterdepressionen sind. Gerade Menschen, die in nördlichen Breiten leben, in denen die Tage im Winter wesentlich kürzer sind als im Sommer, fühlen sich im Winter oft matt und antriebsschwach. Sie könnten ständig schlafen und haben das Gefühl, nur durch häufigen Süßigkeitenkonsum genügend Energie mobilisieren zu können. Dahinter steckt wahrscheinlich ein ganz natürliches Phänomen: die Umstellung des Körpers auf die kalte und dunkle Jahreszeit nämlich, ähnlich wie der Winterschlaf der Bären. Leider haben wir im Winter keine Möglichkeit, uns in eine Höhle zurückzuziehen und gründlich auszuruhen. Die Anfangszeiten von Arbeit und Schule sind sommers und winters gleich. Falls Ihnen das Leben im Winter wie ein ständiger Kampf gegen die große Müdigkeit erscheint, können Sie es mit ei-

Umstellung des Körpers

ner Lichttherapie versuchen, wie sie mittlerweile in vielen deutschen Großstädten von den psychiatrischen Abteilungen der Krankenhäuser angeboten wird. Dabei werden Sie einfach jeden Morgen eine Zeitlang mit sehr hellem Licht bestrahlt, so daß die innere Uhr des Organismus über die dunkle Jahreszeit hinweggetäuscht wird. Es ist auch möglich, die dazu notwendigen starken Lichtquellen zu Hause zu installieren. (Bezugsquelle → Seite 105.)

Zuhause durchzuführen

Sauerstoff- und Ozontherapie

Bei vielen Menschen ist das Blut – meist durch mangelhafte Atmung und zu wenig Bewegung – nicht ausreichend mit Sauerstoff gesättigt. Folglich haben sie auch weniger sofort abrufbare Leistungsreserven und fühlen sich matter als andere. Abhilfe kann eine von einem Arzt durchgeführte Sauerstofftherapie bringen, bei der statt normaler Luft (die ja nur etwa 20 Prozent Sauerstoff enthält) reiner Sauerstoff oder ein Gemisch aus Sauerstoff und Luft eingeatmet wird. Eine andere Möglichkeit ist die Ozontherapie, bei der zunächst Blut dem Körper entnommen, mit Ozon angereichert (keine Angst, das Ozon verwandelt sich im Blut sofort in Sauerstoff) und dann wieder in den Körper zurückgegeben wird. Eine einfache Form der Sauerstofftherapie können Sie zu Hause durchführen, indem Ihnen Ihr Arzt Sauerstoffflasche, Sauerstoffmasken und die dazu gehörige Druckregulierung verschreibt. Halten Sie sich in diesem Fall streng an die mit Ihrem Arzt abgesprochene Dosis.

Einatmen von reinem Sauerstoff

Grunderkrankungen, die zur chronischen Müdigkeit beitragen können

Falls Sie chronisch müde sind, besteht immer die Möglichkeit, daß Sie unter einer – vielleicht bisher nicht erkannten – Grunderkrankung leiden, die für die Müdigkeit verantwortlich ist. In diesem Fall kann die Müdigkeit erst vergehen, wenn die Grunderkrankung erfolgreich behandelt wird. Im folgenden mache ich Sie kurz auf die wichtigsten Grunderkrankungen aufmerksam, die zu chronischer Müdigkeit beitragen können.

Unerkannte Ursache

Stoffwechselstörungen

Bei Stoffwechselstörungen (zum Beispiel von Schilddrüse, Bauchspeicheldrüse oder Nebenniere) kann die gesamte Hormonlage des Körpers verschoben sein, so daß die natürlichen Rhythmen von Aktivität und Entspannung außer Kraft gesetzt sind.

Zucker-krankheit

Die am meisten verbreitete Stoffwechselstörung ist heute die Zuckerkrankheit. Hinweise auf Stoffwechselleiden erhalten Sie durch eine Bestimmung der Hormonwerte (Hormonstatus). Dazu wird beim Arzt Blut entnommen und im Labor untersucht. Durch eine Behandlung mit Hormonpräparaten, pflanzlichen Heilmitteln oder Homöopathika ist hier oft eine Besserung zu erzielen. Zuckerkrankheit läßt sich oft durch konsequente Vollwerternährung stabilisieren (→ Seite 77).

Parasiten

Parasiten sind Kleinstlebewesen, die sich im Darm einnisten und sich von dem, was Sie essen, miternähren. Sie können chronisch müde machen, indem sie dem Organismus lebenswichtige Vitamine und Mineralien vorenthalten. Bei Europäern sind Parasiten selten. Wenn Sie aber in letzter Zeit Tropenreisen unternommen haben, ist es denkbar, daß sich in Ihrem Darm Parasiten (etwa Giardia lamblia) eingenistet haben. Der Nachweis von Parasiten erfolgt in der Regel durch Stuhluntersuchungen, zur Therapie müssen oft starke Antibiotika eingesetzt werden.

Bei Europäer selten

Schmerzkrankheiten

Alle Schmerzkrankheiten können chronisch müde machen, weil der Betroffene wegen der Schmerzen nie richtig zur Ruhe kommt, nicht durchschläft und ständig unter einem gewissen Streß steht. Auch die gegen die Schmerzen eingenommenen Medikamente können zur Müdigkeit beitragen. Falls keine Aussicht zur Heilung der zugrundeliegenden Krankheit besteht, sollten Sie Ihren Arzt nach Linderungsmethoden fragen, die nicht zusätzlich müde machen, zum Beispiel Elektrotherapie, Biofeedback oder Akupunktur.

Streß durch Schmerzen

Unentdeckte Tumorerkrankungen

Tumorerkrankungen werden oft erst diagnostiziert, wenn sie schon relativ weit fortgeschritten sind. Bei ansonsten unerklärbarer Mattigkeit sollten Sie zur Vorsicht immer auch daran denken, daß ein Tumor vorliegen könnte. Anhand von Blutuntersuchungen lassen sich erste Hinweise auf eine eventuelle Krebserkrankung gewinnen. Bestärken die Blutuntersuchungen den Verdacht auf Tumorbildung, muß mit anderen Verfahren (zum Beispiel Ultraschall, Computertomographie, Kernspintomographie) nach dem Tumor gesucht werden.

Blut-untersuchung

Das »Chronische Müdigkeits-Syndrom«

Seit einigen Jahren erleben Ärzte immer mehr Patienten, bei denen die Erschöpfung so groß ist, daß sie zu fast nichts mehr fähig sind – und das über Monate. Um sich die Auswirkungen bildlich auszumalen, brauchen Sie sich nur einmal vorzustellen, wie es wäre, wenn eine Grippe nicht nach ein paar Tagen abklingen würde, sondern über Wochen und Monate anhielte, inklusive Mattigkeit, Gliederschmerzen, Halsweh und Schwindel.

Einer andauernden Grippe vergleichbar

Da keine andere Grunderkrankung entdeckt wurde, die Ursache für diese Müdigkeit sein konnte, gab man ihr den Namen »Chronisches Müdigkeits-Syndrom« (englisch: Chronic Fatigue Syndrome, kurz: CFS).

In den USA ist die Krankheit mittlerweile unter dieser Bezeichnung offiziell anerkannt, worauf sich auch Patienten in Europa berufen können, wenn es um ärztliche Atteste, Lohnfortzahlungen und Erstattungen durch die Krankenkassen geht.

Symptome des Chronischen Müdigkeits-Syndroms

Da es keine klaren Laboruntersuchungen, Röntgenbefunde oder andere medizinische Testverfahren gibt, mit deren Hilfe sich diese Krankheit nachweisen ließe, wurde folgende Liste von Symptomen erstellt. Bitte prüfen Sie (am besten mit Hilfe Ihres Arztes), ob diese Symptome bei Ihnen vorliegen.

Zwei Haupt-kriterien

Für die Diagnose »Chronisches Müdigkeits-Syndrom» müssen folgende Hauptkriterien in jedem Fall erfüllt sein:

● Schwere Abgeschlagenheit, verbunden mit einer Reduzierung der üblichen Aktivität um fünfzig Prozent für die Dauer von mindestens sechs Monaten.

● Alle anderen Erkrankungen, die zu dieser andauernden Abgeschlagenheit führen können, müssen durch verschiedene Untersuchungen ausgeschlossen sein (zum Beispiel Stoffwechselstörungen, Blutarmut, Vitamin- und Mineralstoffmangelzustände, chronische Vergiftung, niedriger Blutdruck, Alkohol- und Tablettenabhängigkeit, Tumorerkrankungen).

Wenn zusätzlich mindestens sechs der folgenden Nebenkriterien erfüllt sind, gilt die Diagnose Chronisches Müdigkeits-Syndrom als sehr wahrscheinlich:

- mäßiges Fieber oder Frösteln;
- Entzündungen im Rachenbereich;
- (geringe) Schmerzen in den Lymphknoten;
- allgemeine Muskelschwäche;
- Muskelschmerzen;
- erhebliche Erschöpfung nach Anstrengungen, die Sie zuvor nicht in diesem Ausmaß belastet haben;
- Kopfschmerzen im ganzen Kopf, die sich in Häufigkeit, Art und Schwere von Kopfschmerzen unterscheiden, wie sie vor der Erkrankung auftraten;
- Gelenkschmerzen ohne Rötung und Schwellung der Gelenke;
- neuropsychiatrische Beschwerden (Lichtscheue, Gesichtsfeldausfälle, Vergeßlichkeit, Reizbarkeit, Denk- und Konzentrationsschwäche, Depression, Verwirrtheitszustände);
- Schlafstörungen (Schlafstörungen und/oder gesteigertes Schlafbedürfnis).

Typisch für die Erkrankung sind außerdem Allergien (meist auf mehrere Substanzen), abnorme Immunwerte (vom Arzt meßbar durch einen Immunstatus), hohe Antikörperwerte gegen verschiedene Herpesviren (meßbar durch Blutentnahme und Laboruntersuchung) und (durch Kernspintomographie erkennbare) Nerven- und Gehirnschäden. Die einzelnen Symptome treten bei verschiedenen Menschen in unterschiedlichen Kombinationen auf. Kein Einzelsymptom darf überbewertet werden, aber alle Einzelsymptome müssen in die Diagnose einbezogen werden.

Steckt eine Immunschwäche dahinter?

Wegen der regelmäßig in Verbindung mit der Krankheit beobachteten Immunstörungen weigern sich manche Mediziner, den Begriff »Chronisches Müdigkeits-Syndrom« zu akzeptieren und verwenden statt dessen den Begriff CIDS (Chronisches Immun-Dysfunktionssyndrom). Nach dieser Interpretation, der auch ich zustimme, ist die chronische Müdigkeit »nur« ein Symptom einer allgemeinen Immunschwächung.

CFS – Symptom einer Immunschwäche

Ist CFS dasselbe wie Fibromyalgie?

Der kalifornische CFS-Experte Jay Goldstein meint, die Krankheit sei möglicherweise identisch mit einer anderen, deren Ursache bisher nicht geklärt ist: der Fibromyalgie, die sich vor allem durch Muskelschmerzen und Mattigkeit äußert.

Muskelschmerzen, Mattigkeit

Sollte ein Arzt bei Ihnen aufgrund ausgedehnter Muskelschmerzen, Abtasten an bestimmten Druckpunkten und immunologischen Untersuchungen eine Fibromyalgie diagnostiziert haben, sind die in diesem Kapitel erwähnten Therapiemethoden auch für Sie zu empfehlen.

Mattigkeit nach Sport und Alkohol deutet auf CFS

Bei allen Müdigkeitszuständen sind die Übergänge zwischen ernsten und weniger ernsten Beschwerden fließend. Einen Hinweis auf die Schwere der Erkrankung können Sie auch gewinnen, indem Sie beobachten, ob sich nach Alkoholgenuß Ihre Symptome mildern oder verschlimmern. In ähnlicher Weise können Sie prüfen, ob sich nach sportlicher Betätigung Ihr Zustand bessert oder verschlechtert. Liegt nur eine vorübergehende Niedergeschlagenheit oder Überarbeitung vor, werden Sie sich durch Alkohol (ein oder zwei Gläser Wein oder einen halben Liter Bier) meist rasch entspannen; durch körperliche Bewegung werden Sie sich hingegen aufgemuntert fühlen. Falls Sie es jedoch mit dem echten »Chronischen Müdigkeits-Syndrom«, also einer Immunschwächung, zu tun haben, wirken Alkoholgenuß und sportliche Übungen nur als weitere Belastungsfaktoren, und Sie fühlen sich noch schlechter.

Prüfen Sie sich selbst

Die Ursachen des Chronischen Müdigkeits-Syndroms

Handelt es sich um eine Viruserkrankung?

Viren sind winzig kleine Krankheitserreger, die sich selbst nicht vermehren können, sondern Zellen im menschlichen Körper so umprogrammieren, daß diese massenhaft weitere Viren produzieren. Vieles spricht dafür, daß Viren maßgeblich am Chronischen Müdigkeits-Syndrom beteiligt sind.

Was sind Viren?

Seit dem ersten Auftreten der Krankheit im Jahre 1984 in einem kleinen Badeort im amerikanischen Bundesstaat Nevada suchen die Experten fieberhaft nach einem Erreger, durch den die Krankheit zu erklären wäre. Mittlerweile ist man insoweit fündig geworden, als man weiß, daß viele Betroffene mit verschiedenen Viren infiziert sind, die alle zur Gruppe der Herpesviren gehören – allen voran HHV 6 (Human Herpes Virus 6), EBV (Epstein-Barr-Virus) und HHV 1 (Human-Herpes-Virus 1).

Viele Betroffene sind infiziert

Eine Untersuchung, die der Düsseldorfer Mediziner Dr. Arnold Hilgers gemeinsam mit einigen Kollegen durchgeführt hat, ergab: 73 Prozent aller Betroffenen hatten akut unter HHV 6 zu leiden, 34,3 Prozent unter EBV und 31,3 Prozent unter HHV 1.

Was sind das für Erreger? Mit Human Herpes Virus 6 infizieren sich die meisten Menschen anscheinend schon im Säuglingsalter. Der Erreger verbleibt offenbar im Körper und wird besonders bei Menschen zwischen 20 und 30 Jahren reaktiviert. Kein Wunder, daß spitzzüngige Medienleute die Bezeichnung »Yuppie-Grippe« für die chronische Müdigkeit erfanden – es waren bevorzugt junge Leute betroffen. Daß allerdings gerade die Schicht der »Yuppies« (junge Leute also, die keine Kinder haben, gut verdienen und in der Regel in der Großstadt wohnen) besonders betroffen wären, kann ich nicht bestätigen. Irreführend ist übrigens auch die Bezeichnung »K.O.-Virus«, die in letzter Zeit öfter in den Medien auftaucht. HHV 6 macht keineswegs automatisch »k.o.«, sondern nur, wenn verschiedene andere Faktoren wie etwa Pilzinfektionen (→ Seite 64), Streß (→ Seite 20) oder falsche Ernährung (→ Seite 32) hinzukommen.

Irreführende Bezeichnung

**Das Epstein-
Barr-Virus**

Das Epstein-Barr-Virus (EBV) äußert sich vor allem bei jungen Menschen zwischen fünfzehn und zwanzig in Form des »Pfeifferschen Drüsenfiebers«, einer Krankheit, die mit Schwellungen der Lymphknoten und leichtem Fieber einhergeht und meist ohne Behandlung rasch zurückgeht. Die Viren jedoch verbleiben (wie alle Herpesviren) im Körper und können Jahre später wieder aktiv werden.

Das Human Herpes Virus 1 äußert sich durch Bläschen und Reizungen an Lippen und Genitalien, die bekanntlich ohne Behandlung meist nach kurzer Zeit wieder verschwinden. Wird aber durch psychischen Streß, übertriebenes Sonnenbaden oder schwere Erkrankungen das Immunsystem geschwächt, so werden die Viren wieder aktiv, die Bläschen flammen wieder auf.

Sehr viele Menschen sind mit HHV 6, EBV, HHV 1 und anderen Herpesviren infiziert. Das heißt aber keineswegs, daß sie alle deswegen krank sein oder krank werden müssen, denn ein gesundes Immunsystem hält die Viren normalerweise in Schach.

**Infektion
bedeutet
nicht immer
Krankheit**

Ebenfalls im Verdacht: Pilze, Umweltgifte, psychosomatische Faktoren

**Zusammen-
spiel
mehrerer
Ursachen**

Viele Mediziner (darunter auch ich) vermuten, daß hinter der ernsten Form der chronischen Müdigkeit, um die es in diesem Kapitel geht, nicht nur ein Auslöser steckt, sondern daß mehrere Faktoren zusammenkommen müssen, damit die Erkrankung sich entwickelt. Ich persönlich habe in meiner Praxis immer wieder die Erfahrung gemacht, daß chronisch erschöpfte Patienten mehrheitlich gut auf eine Behandlung gegen Pilze und Allergien reagieren. Das spräche dafür, daß Hefepilze, Schimmelpilze und Umweltgifte bei der Entstehung der Krankheit eine Rolle spielen. Plausibel scheint mir auch die These, daß die chronische Müdigkeit ein sehr ernst zu nehmendes Symptom für die totale Überforderung des Menschen durch die Reize und Leistungsanforderungen der modernen Industriegesellschaft ist. Beim chronisch Müden versagen plötzlich die Fähigkeiten, die ihn bisher noch Schritt halten ließen im aufreibenden Konkurrenzkampf der heutigen Zeit. Die Grenze seiner Leistungsfähigkeit ist er-

Häufiges
Begleit-
symptom:
Depression

reicht, er kann sich beim besten Willen nicht mehr konzentrieren, auch Schlaf, Kaffee und Alkohol helfen nicht mehr. Wenig hilfreich hingegen erscheint mir die mehrfach vorgetragene Behauptung, chronische Müdigkeit sei einfach eine stark ausgeprägte Form von Depression. Natürlich werden Menschen, die unter dem Chronischen Müdigkeits-Syndrom leiden, in vielen Fällen sehr depressiv. Andererseits gibt es viele darunter, die gerade deshalb optimistisch bleiben, weil sie spüren, daß ihr Leiden eine körperliche Ursache hat. Besonders bedauerlich finde ich es, wenn chronisch müde Patienten keine angemessene Therapie erhalten, weil man sie vorschnell als depressiv einstuft.

Ist die Krankheit ansteckend?

Die Ausbreitung des Chronischen Müdigkeits-Syndroms hat sich nach Beobachtungen aus den letzten Jahren verschiedentlich auf bestimmte Menschengruppen beschränkt, die häufigen Kontakt zueinander hatten, etwa auf das Kollegium einer Schule. Daraus wäre zu schließen, daß es sich um eine ansteckende Krankheit handelt. Zuvor müßte in solchen Fällen jedoch geprüft werden, ob nicht ein müdemachender Einfluß vorliegt, dem alle Mitglieder der »infizierten« Gruppe ausgesetzt waren, zum Beispiel ein mit Holzschutzmitteln verseuchtes Gebäude.

Da die Krankheit, wie wir gesehen haben, nicht mit Sicherheit auf einen bestimmten Erreger zurückzuführen ist, sondern eher auf eine Vielzahl von Faktoren, erscheint es mir eher wahrscheinlich, daß CFS selbst nicht infektiös ist. Mit den diversen Erregern hingegen, die bei chronisch Müden oft gefunden werden (Candida-Pilze und Herpesviren), kann sich jeder leicht anstecken. Das heißt aber noch nicht, daß die Krankheit ausbrechen muß. Sehr viele Menschen, wenn nicht gar die Mehrzahl aller Erdbewohner, haben Herpesviren im Körper und Candida-Pilze im Darm, ohne daß es zu gravierenden Symptomen kommt. Wer insgesamt gesund lebt, sich vollwertig ernährt, Streß und Umweltgifte meidet, für den stellen diese Krankheitserreger höchstwahrscheinlich kein Risiko dar, weil sein Immunsystem ohne weiteres damit fertig wird.

Pilze und
Viren sind
ansteckend

Wie bedrohlich ist die Krankheit?

CFS führt
nicht zum Tod

Da die Krankheit mit Immunschwäche einhergeht, erhöht sich für die Betroffenen natürlich auch das Risiko, an einer lebensbedrohlichen Infektion zu erkranken. Einige CFS-Opfer sind gestorben, wobei bei seiner komplexen Symptomatik das Chronische Müdigkeits-Syndrom nicht als Todesursache zu bewerten ist. Andere haben sich nach umfassender Immuntherapie gut erholt und können ohne weiteres wieder einen normalen Arbeitstag bewältigen. Rückfälle sind allerdings nicht auszuschließen, vor allem, wenn man sich große Belastungen zumutet.

Die Grundbehandlung des Chronischen Müdigkeits-Syndroms

Bei einem echten Chronischen Müdigkeits-Syndrom halte ich es für sehr wichtig, daß die Patienten fachkundige Hilfe bekommen. Zwar gibt es natürliche Methoden der Selbstbehandlung, die die Symptome lindern können (→ Seite 18), eine völlige Erholung bringen sie jedoch schwerlich, und leider können sich viele Patienten gerade wegen der kaum zu überwindenden Mattigkeit dazu nicht aufraffen.

Fachkundige
Behandlung

Ein erfolgversprechender Ansatz wäre eine totale Umstellung von Lebensstil und Ernährung im Sinne der Makrobiotik (→ Seite 102), aber auch dazu braucht der Patient eine Mindestmenge an Energie (oder zumindest jemanden, der für ihn kocht und einkauft). Deshalb möchte ich hier zunächst die Möglichkeiten vorstellen, die der Arzt hat, um diese Krankheit positiv zu beeinflussen.

Diagnose-
möglichkeiten

Wenn Patienten über chronische Müdigkeit klagen, richtet sich mein Augenmerk zunächst auf all jene Belastungsfaktoren, die so oft hinter unklaren, auf den ersten Blick »psychosomatischen« Beschwerden stecken: Hefepilzerkrankungen des Darms (→ Seite 64), Allergien (→ Seite 46), Schwermetallbelastungen (→ Seite 59), Vitamin- und Mineralstoffmangelzustände (→ Seite 44). Falls ich konkrete Hinweise auf derartige Störungen finde, setze ich mit der Behandlung zunächst hier an – in der Hoffnung, daß die Mattigkeit dadurch zurückgeht. Oft gelingt es damit, das Befinden der Patienten erheblich zu verbessern. Manchmal jedoch bringt die Behandlung von Pilzen, Allergien und Schwermetallbelastungen nur begrenzten Erfolg. Es kommt vor, daß sich zwar die allergischen Beschwerden und die Magen-Darm-Symptome (Verstopfung, Blähungen, Durchfall) bessern, der Patient aber weiterhin über eine enorme Abgeschlagenheit und unerbittliche Müdigkeit klagt. In diesem Fall muß an eine starke Beteiligung von Viren und an eine Schädigung des Immunsystems gedacht werden, und es sollte im Labor getestet werden, ob die verschiedenen Herpesviren HHV 6, HHV 1 und EBV im Körper aktiv sind. Werden dabei hohe »Antikörperwerte« gegen diese Viren gefunden, ist eine antivirale Behandlung gerechtfertigt. Da es bisher nur ein – nicht immer zuverlässig wirkendes – Medikament (Aciclovir) auf dem Markt gibt, das direkt gegen Viren eingesetzt werden kann, muß die Behandlung vor allem auf indirektem Wege durch Stärkung des Immunsystems erfolgen.

Teilerfolge der Behandlung

Naturheilmittel zur Immunstimulation

Ich setze vor allem bewährte immunstimulierende Mittel wie Echinacea, Mistel, Thymusextrakte und Colibakterien-Injektionen (Colibiogen) ein. Außerdem habe ich gute Erfahrungen mit den sogenannten biologischen Response Modifiers (BRM) wie Neyimmun und Neytumorin gemacht. Alle diese Mittel kann nur der Arzt anwenden beziehungsweise verordnen.

Nach Berichten aus den USA und Japan soll der Verzehr des japanischen Pilzes Lentinus elodes mycelium (LEM), der auch unter der Bezeichnung Shiitake bekannt ist, oft eine deutliche Verbesserung im Befinden bei chronisch Müden bringen. Der Pilz wirkt anscheinend immunstimulierend und hat sich bei verschiedenen anderen Viruserkrankungen als hilfreich erwiesen. Er ist entweder in getrockneter Form (Naturkostladen) oder als in Kapseln gefüllter Extrakt erhältlich (→ Seite 105). Ich habe mit diesem Mittel bisher keine Erfahrung sammeln können.

»Wunderpilz« Shiitake

Eigenblutbehandlung und Hämatogene Oxidationstherapie

Eine Stärkung des Immunsystems läßt sich auch durch eine vom Arzt angewandte Eigenblutbehandlung bewirken. Dabei wird eine geringe Menge Blut aus der Vene entnommen und – eventuell vermischt mit immunstimulierenden Medikamenten – dem Körper sofort als Injektion ins Gesäß zurückgegeben.

Eine noch intensivere Wirkung hat die Hämatogene Oxidationstherapie nach Wehrli (HOT). Dabei werden dem Patienten 90 bis 150 Milliliter Blut entnommen, das, mit Sauerstoff versetzt und mit ultraviolettem Licht bestrahlt, dem Körper über die Venen wieder zurückgegeben wird. Bewährt hat sich auch hier der Zusatz von kreislaufstärkenden und immunstimulierenden Mitteln wie dem Gingko-Präparat Tebonin oder dem Weißdornmittel Crataegutt.

Injektion von »behandeltem« Blut

Vitamin-C-Infusionen

Oft läßt sich das Befinden chronisch erschöpfter Patienten durch hochdosierte Vitamin-C-Infusionen verbessern. Am besten werden hierzu Vitamin-C-Infusionslösungen ohne Konservierungsstoffe verwendet, die zur Zeit noch aus USA importiert werden müssen (Bezugsquelle → Seite 105). Vor der Infusion wird das Vitamin C mit einer Kochsalzlösung vermischt, die ebenfalls keine Konservierungsstoffe enthalten sollte. Sie sollte in Glasflaschen abgefüllt sein, weil manche Patienten auf die in Plastik enthaltenen Weichmacher allergisch reagieren. Vor der Infusion sollte der Patient einen halben Liter Quellwasser trinken – das verbessert die Wirkung des Vitamin C.

Besserung des Befindens

Die Injektion von Antikörpern und Interferon

Erfolg bringt oft auch die Injektion von Gammaglobulinen in die Vene (intravenös) oder unter die Haut (subkutan). Dabei handelt es sich um gegen Krankheitserreger gerichtete »Antikörper«, die das Immunsystem unterstützen. Ich verwende vor allem die Präparate Purimmun und Gammagard. Gute Wirkung erziele ich häufig auch mit dem Interferonpräparat Intron A.

Unterstützung des Immunsystems

94

Die antivirale Therapie mit Aciclovir

Nicht in allen Fällen wirksam, aber doch erfolgversprechend ist die Therapie mit dem antiviralen Medikament Aciclovir. In leichteren Fällen verordne ich Aciclovir in Tablettenform (Zovirax), in schweren Fällen führe ich eine Therapie mit Zovirax-Infusionen durch .

Die Enzymtherapie

In letzter Zeit wird die Therapie mit Enzymen immer häufiger angewandt. Diese Mittel fördern wie die körpereigenen Enzyme die Entschlackung und die Regeneration des Organismus, indem sie zum Abbau und zur Entfernung von totem Gewebe, Zellüberresten und abgetöteten Viren beitragen. Ich verwende die Präparate Wobenzym und Aniflazym.

Fördert die Entschlackung

> Bitte beachten Sie: Die bisher in diesem Kapitel vorgestellten Therapien dürfen nur unter Kontrolle eines erfahrenen Arztes angewandt werden.

Nie verkehrt: reichhaltige vollwertige Ernährung

Bei vielen chronisch müden Patienten ist eine Ernährungsumstellung dringend zu empfehlen. Vermeiden Sie Süßigkeiten, koffeinhaltige Getränke, Alkohol, Nikotin, Weißmehlprodukte, Konservierungs-, Farb- und Aromastoffe. Essen Sie statt dessen vorwiegend Vollkorngetreide, Gemüse, Obst und Hülsenfrüchte. Schränken Sie auch den Konsum von Fleisch, Milchprodukten und Eiern ein, und ersetzen Sie diese eiweißreichen tierischen Nahrungsmittel durch andere Eiweißspender wie Erbsen, Linsen, Bohnen, das Sojaprodukt Tofu (Reformhaus oder Naturkostladen) und (gelegentlich) Fisch. Falls Sie spüren, daß Sie innerlich bereit sind, Ihre Ernährung grundsätzlich in Richtung Gesundheit umzupolen, rate ich Ihnen zur Makrobiotik (→ Seite 102).

Empfehlenswerte Nahrung

Wer chronisch müde ist, ist nicht »faul«

Die meisten chronisch müden Patienten haben mit dem Problem zu kämpfen, daß niemand sie ganz ernst nimmt

Arbeitgeber meinen, sie hätten es mit faulen Simulanten zu tun, Familienangehörige machen ihnen Vorwürfe, weil sie ständig Hilfe brauchen, Freunde ziehen sich zurück, weil sie nichts anfangen können mit jemandem, der die meiste Zeit nur herumliegt und zu fast nichts Lust hat.

Auch Ärzte meinen mitunter, sie hätten es mit »eingebildeten Kranken« beziehungsweise mit Hypochondern zu tun. Unsere Gesellschaft hat keine Nischen für Menschen, die viele Monate oder Jahre zu jeder Tätigkeit und zu jedem **Gefahr der** Zeitvertreib zu müde sind. Da sie über Monate nicht mehr **Isolation** am normalen Leben teilnehmen können, kann es leicht passieren, daß die Betroffenen in die soziale Isolation rutschen. Viele fühlen sich wertlos, weil sie meinen, keinen konstruktiven Beitrag zur Gesellschaft zu leisten, und weil sie verspottet und nicht ernst genommen werden.

Verständnis und Hilfe bei diesem Problem finden sie in einer Selbsthilfegruppe durch Austausch mit anderen Betroffenen (Adressen → Seite 105).

Die Verantwortung von Familienangehörigen und Freunden

Chronisch müde Menschen können eine große Belastung für ihre Umgebung sein. Hätten sie eine eindeutig zu diagnostizierende organische Krankheit, würden sie vielleicht in ein Krankenhaus oder in ein Sanatorium geschickt. Da ihre Krankheit sich jedoch gerade durch unklare Symptomatik auszeichnet, bleiben sie in den meisten Fällen zu Hause. In dieser Situation tragen Freunde und Familiengehörige eine **Ihre Hilfe** besonders große Verantwortung: Wenn sie nicht helfen, **ist wichtig** wer dann?

Falls Sie mit jemandem verwandt oder befreundet sind, der chronisch müde ist, machen Sie sich bewußt, daß er unter einer ernsten Krankheit leidet und auf Ihre Hilfe angewiesen ist. Überlegen Sie, was Sie tun können, um ihm das Leben **Unterstützung** zu erleichtern – für ihn einkaufen oder kochen, ihn zum Arzt **im Alltag** fahren oder wenig anstrengenden Freizeitvergnügungen nachgehen, zum Beispiel ihm ein Buch vorlesen, mit ihm Karten spielen oder zusammen fernsehen.

Wann ist der Patient geheilt?

Das Chronische Müdigkeits-Syndrom ist eine Krankheit, über die bisher, wie gesagt, noch relativ wenig bekannt ist. Da sie in vielen Fällen mit Infektionen durch Herpesviren zusammenhängt, muß befürchtet werden, daß sie immer wieder aufflammen kann, ähnlich wie ein Lippenherpes.

Erfahrungen von CFS-Opfern zeigen: Der nächste Rückfall ist nicht weit. Das beste Gegenmittel: nicht in die alten schädlichen Gewohnheiten zurückverfallen. Als vorläufig geheilt können Sie sich betrachten, wenn Sie sich wieder voll leistungsfähig fühlen. Aber Achtung: Verwechseln Sie bitte nicht »volle Leistungsfähigkeit« mit einer ständigen Überforderung Ihres Organismus. Es ist gut möglich, daß Sie durch ständige Überstunden und sonstigen Streß den Boden für die Erkrankung selbst bereitet haben. Die Krankheit hat Ihnen mit allem Nachdruck gezeigt, daß Sie so nicht weitermachen können. Lernen Sie etwas daraus, und gehen Sie in Zukunft möglichst pfleglich mit Ihrer Gesundheit um.

Mit Vernunft leistungsfähig

97

Der chronischen Müdigkeit vorbeugen

Der in der Industriegesellschaft übliche Lebensstil stellt in zunehmendem Maße eine Gefährdung für die Gesundheit der Menschen dar. Das Tempo der technologischen Neuerungen ist offensichtlich zu schnell für die Streßtoleranz des menschlichen Organismus, die Zahl der neuen schädlichen Substanzen zu groß, als daß sich das Immunsystem rasch daran gewöhnen könnte. Unsere Gesundheit befindet sich im Belagerungszustand. Unter den ernsten Krankheiten, die erst mit der immer stärkeren Ausbreitung der Industriegesellschaft zugenommen haben, zählt die chronische Müdigkeit möglicherweise noch zu den harmlosen. Gefährlicher sind zum Beispiel Krebs, Rheuma, Herz-Kreislauf-Schäden und Multiple Sklerose.

Gesunde Lebensführung

Wer in dieser Welt dennoch einigermaßen gesund bleiben will, sollte etwas unternehmen, damit solche Krankheiten gar nicht erst ausbrechen. Dazu gehört unweigerlich, daß er bewußt manches nicht tut, was viele andere ringsherum tun: zum Beispiel wenig Alkohol trinkt, nicht raucht, sich nicht an der Hetzjagd um die besten Posten und höchsten Gehälter beteiligt, »Nein, danke« sagt, wenn Kaffee und Kuchen gereicht werden, abends Yoga- oder Entspannungsübungen macht statt fernzusehen. Der Preis dafür kann zunächst ein Gefühl des Ausgeschlossenseins und der Andersartigkeit sein, als Lohn aber winkt ein Leben bei guter Gesundheit.

Wenn Sie sich einmal umschauen, werden Sie möglicherweise so viele Faktoren entdecken, die bei genauer Betrachtung gesundheitsschädlich sind, daß Sie sich fragen: Wie soll ich das bloß alles ändern? Vielleicht erscheinen Ihnen die Hürden so unüberwindlich, daß Sie bereits verzweifeln, bevor Sie überhaupt einen einzigen Schritt zu ihrer Bewältigung getan haben.

Unser Immunsystem – einem Faß vergleichbar

Ich möchte Sie beruhigen: Sie brauchen keineswegs alles auf einmal zu ändern. Unser Immunsystem funktioniert – um es in einem durchaus zutreffenden Bild auszudrücken – ähnlich wie ein Faß, in das man Wasser hineinschüttet. Solange ein Faß nur halb oder zu drei Vierteln voll ist, erfüllt es seine Funktion problemlos. Erst wenn es ganz voll ist, läuft es über und schon der kleinste weitere Tropfen ist jetzt zuviel.

Auch das Immunsystem versagt erst dann den Dienst, wenn dieser Grenzpunkt erreicht ist. Lange verkraftet es die Belastungen klaglos, dann aber bricht es plötzlich zusammen und reagiert zu schwach, übertrieben (in Form von allergischen Reaktionen) oder gar nicht mehr. Logischerweise läßt sich dieser Vorgang auch rückgängig machen. Um die Gefahr des Überlaufens zu beseitigen, brauchen Sie nur etwas Wasser aus dem Faß abzuschöpfen, so daß es nur noch zu drei Vierteln gefüllt ist. Ebenso kann es genügen, das Immunsystem auf einigen Gebieten zu entlasten (zum Beispiel durch gesunde Ernährung, Pilz- und Allergiebehandlung), um es wieder zu befähigen, Erreger und Schadstoffe abzuwehren. Die Gefahr der chronischen Krankheit ist gebannt und wird, wenn Sie weiter einen gesunden Lebensstil pflegen, auch so bald nicht wieder auftauchen.

Entlasten Sie Ihr Immunsystem

Verantwortung für die eigene Gesundheit übernehmen

Um Ihren Lebensstil zu ändern, brauchen Sie keine große Investitionen, keine teuren Medikamente und keine häufigen Arztbesuche. Allerdings brauchen Sie etwas anderes, das für manchen noch schwerer aufzubringen ist: den Mut und den Willen, die Verantwortung für Ihr eigenes Leben und Ihre gesundheitliche Zukunft in die eigenen Hände zu nehmen.

Ändern Sie Ihren Lebensstil

Ärzte und Medikamente können Ihre Schmerzen oder Symptome lindern, wenn die Krankheit bereits fortgeschritten ist; die Vorbeugung aber liegt ganz allein in Ihrer Verantwortung. Fast jeder Mensch muß im Leben Verantwortung übernehmen, etwa für das Wohlergehen seiner Kinder, für die ordentliche Verrichtung seiner beruflichen Aufgaben oder auch für das termingerechte Abzahlen von Krediten. Für alle diese Pflichten sind wir bereit, viel Energie einzusetzen. Nur wenn es darum geht, die Verantwortung für unsere Gesundheit zu übernehmen, fallen uns plötzlich Ausreden ein: »Dafür habe ich doch meine Krankenversicherung«, »Warum darf ich nicht einfach das Leben genießen?«, »Darf

»Gesunde«
Prioritäten
setzen

man nicht wenigstens in der Freizeit mal tun, was man will?« Das liegt daran, daß wir falsche Prioritäten setzen, denn unsere Gesundheit sollte uns wichtiger sein als alle Forderungen des Arbeitgebers, alle Konsumverlockungen der Werbung und alle Konventionen der Gesellschaft.

Wer sich einer kranken Gesellschaft anpaßt, kann nicht gesund bleiben. Die Industrie produziert zur Zeit unzählige gesundheitsschädliche Erzeugnisse und Substanzen. Wenn wir uns von diesen Erzeugnissen bedroht fühlen, müssen wir aufhören, sie zu kaufen, und anfangen, andere Dinge zu kaufen, die nicht gesundheitsschädlich sind. Dann wird auch die Industrie reagieren und ihre Produktion und Produkte umwelt- und menschenfreundlicher gestalten.

Setzen Sie sich selbst nicht unter Druck

Wie man die Sache auch dreht: Chronische Müdigkeit wird durch Streß hervorgerufen, durch eher »geistigen« Streß auf der einen Seite (Überarbeitung, Streitigkeiten, Depressionen) und durch »körperlichen« Streß auf der anderen Seite (Umweltgifte, Krankheitserreger). Wenn Sie nicht chronisch müde werden wollen, müssen Sie die streßverursachenden Belastungen in Ihrem Leben reduzieren.

Der erste Schritt dazu ist die Erkenntnis, daß Sie selbst für einen Teil des auf Ihnen lastenden Drucks mitverantwortlich sind, weil Sie bisher nicht genug unternommen haben, um etwas daran zu ändern. Überlegen Sie, wie Sie den Streß reduzieren, sich Ihr Leben schöner und angenehmer machen können. Prüfen Sie, in welchen Bereichen und Situationen Ihres Lebens Sie sich besonders belastet fühlen. Welche Alternativen gibt es zu diesen Belastungen? Was können Sie verändern, indem Sie auf die äußeren Umstände (berufliche Situation, Wohnung, zwischenmenschliche Kontakte) Einfluß nehmen? Was können Sie verändern, indem Sie Ihre innere Einstellung überdenken?

Überdenken
Sie Ihren
Alltag

Vielleicht erscheint Ihnen Ihr gewohntes Leben wie ein großer unbeweglicher Felsblock, den zu verschieben Ihre Kraft nicht ausreicht. Verschwenden Sie in diesem Fall keine Energie darauf, sich doch dagegenzustemmen, sondern fangen Sie mit Kleinigkeiten an, die Sie entlasten könnten. Den-

Beginnen
Sie mit
Kleinigkeiten

ken Sie an das überlaufende Faß (→ Seite 98): Wenn Sie nur etwas Wasser abschöpfen, läuft es nicht mehr über. Statt mit einem akuten Notfall haben Sie es dann nur noch mit einem überschaubaren und lösbaren Problem zu tun. Oft genügen schon winzige Veränderungen, damit Sie eine neue Perspektive und neuen Optimismus gewinnen. Gut möglich, daß Ihnen schon bald der Fels nicht mehr so unbeweglich vorkommt.

Überforderung abbauen

Ein paar Beispiele sollen verdeutlichen, wo Sie anfangen können, Überforderungen im Alltag abzubauen:

● Setzen Sie sich keine übertriebenen Ziele, die Sie dann doch nicht oder nur unter Aufbietung der letzten Kräfte einhalten können.

● Falls Sie anfällig für Geldsorgen sind, tätigen Sie in der nächsten Zeit keine teuren Anschaffungen auf Pump.

● Nehmen Sie keine Arbeit ins Wochenende oder abends nach Hause mit, damit der Familienfrieden (der wichtigste Gegenpol zur beruflichen Anspannung) nicht gestört wird.

● Bringen Sie Dinge, die Sie gleich erledigen können, sofort hinter sich, sonst belasten Sie damit Ihre Gedanken, die dann ständig um all die Mühen kreisen, die noch vor Ihnen liegen.

● Und überlegen Sie immer: Geht das, was ich tue, nicht auch mit etwas weniger Aufregung, Hektik und Anspannung?

Das Wichtigste: gesunde Ernährung

Ein gesundes Leben fängt mit gesunder Ernährung an. Ein Großteil der chronischen Krankheiten, unter denen so viele Menschen heute leiden, ist vor allem ernährungsbedingt. Unter gesunder Ernährung verstehe ich eine Kost, die weitgehend frei ist von Chemikalien und nicht durch industrielle Bearbeitung entwertet wurde. Außerdem sollte sie den Organismus nicht durch einseitige Betonung bestimmter Nahrungsmittel belasten. Nahrungsmittel, die eindeutig suchterzeugend wirken oder den Organismus über kurz oder lang stark schädigen (Koffein, Alkohol, Zucker und Weißmehl), dürfen in dieser Kost allenfalls gelegentlich in kleinen Mengen auftauchen. Auf den ersten Blick entspricht die heute

Unbehandelte Nahrung

»Vollwert-kost« so häufig empfohlene »Vollwertkost« allen diesen Kriterien. Doch auch dieser Begriff ist mittlerweile umstritten, weil nicht alle das gleiche darunter verstehen. Manche meinen, Vollwertkost sei jedes Nahrungsmittel, das nicht durch industrielle Bearbeitung im Wert gemindert ist, die »Rohköstler« begreifen auch das Kochen und Backen als wertmindernde Bearbeitungsverfahren, andere schließen Fleisch und Fisch von vornherein aus, wieder andere wollen auch auf Eier und Milchprodukte aller Art verzichten.

Gegenüber der bedauerlicherweise heute so verbreiteten Schnellimbißernährung, die vorwiegend aus Hamburgern, Bratwurst, Pommes frites, Schokoriegeln, Limonade, Kaffee und aufgewärmter Tiefkühlpizza besteht, sind alle diese Ernährungsweisen sicher ein großer Fortschritt. Es stellt sich allerdings die Frage, ob sie wirklich so ausgeglichen gestaltet sind, daß man sie über Jahre und Jahrzehnte durchführen kann, und ob sie wirklich ein gesundheitliches Optimum ermöglichen. Deshalb möchte ich Ihnen einen Hinweis auf eine Art der Ernährung geben, die noch relativ unbekannt ist und doch nach meiner Erfahrung am besten geeignet, Kranke gesund zu machen und Gesunde auf Dauer gesund zu erhalten. Ich meine die Makrobiotik, wie sie von den Japanern George Ohsawa und Michio Kushi entwickelt wurde. Unterstützt durch makrobiotische Nahrung **Dauerhaft gesund** haben sich Menschen von Krebs, Rheuma und vielen anderen schweren Erkrankungen erholt. Ich kenne mehrere AIDS-Kranke, deren Lebensqualität sich durch diese Ernährungsweise erheblich gebessert hat. Und – was fast noch wichtiger ist – sie ist, falls gut zubereitet, äußerst schmackhaft und zufriedenstellend, wovon ich mich in einem Restaurant in der Nähe meiner New Yorker Praxis, in dem makrobiotische Kost angeboten wird, wiederholt selbst überzeugen konnte.

Makrobiotik

Die Grundprinzipien der makrobiotischen Ernährung

Für Menschen, die in gemäßigten Breiten leben, empfiehlt die Makrobiotik folgende Grundsätze (für Tropenbewohner gelten etwas andere Empfehlungen):

102

Ernährungs-plan

● Vollkorngetreide: Alle Mahlzeiten sollten zu mindestens 50 Prozent (gerechnet auf das Volumen) aus (weichgekochtem) Vollkorngetreide aus biologischem Anbau bestehen. Nur ein kleiner Teil des Getreides sollte in Form von Nudeln oder Brot verzehrt werden.

● Suppen: Etwa fünf bis zehn Prozent der täglichen Nahrung sollte aus Suppe bestehen. Die Zutaten für die Suppe sind: Gemüse, Algen, Getreide und Hülsenfrüchte. Als Würzmittel hierzu sind vor allem Sojasauce und Miso (ein fermentiertes Sojaprodukt, das in Reformhäusern und Naturkostläden erhältlich ist) zu empfehlen.

● Gemüse: Etwa 20 bis 30 Prozent der täglichen Nahrung sollte Gemüse sein, biologisch angebaut in den Breiten, in denen man wohnt. Ein Großteil des Gemüses wird auf verschiedene Weisen gekocht, ein kleiner Teil als Salat roh verzehrt. Auch Sauerkraut und andere sauer eingelegte Gemüse können in Maßen verzehrt werden.

● Hülsenfrüchte und Algen: Etwa fünf bis zehn Prozent der täglichen Nahrung sollte aus gekochten Hülsenfrüchten (unter anderem im Naturkostladen erhältliche Sojabohnenprodukte wie Tofu und Tempeh) und Meerespflanzen (Algen) bestehen. Hülsenfrüchte dienen zur Deckung des Eiweißbedarfs, Algen liefern wichtige Mineralien.

● Fisch, Obst und Nüsse: können gelegentlich verzehrt werden.

Getränke

● Getränke: Zu empfehlen sind vor allem Quellwasser, der japanische Bancha-Tee (Naturkostladen) und Getreidekaffee.

Nicht zu empfehlen

● Nahrungsmittel, die man im Interesse einer besseren Gesundheit nicht essen sollte: Fleisch, tierische Fette, Eier, Milchprodukte aller Art, weißer Zucker (als Ersatz dienen Reis- und Gerstenmalz, Birnen- und Apfeldicksaft, Ahornsirup und Amasake, ein im Naturkostladen erhältliches fermentiertes Reisprodukt), Honig, Schokolade, tropische Früchte, stimulierende Getränke (Kaffee, schwarzer Tee, aber auch Pfefferminztee), Produkte mit künstlichen Zusatzstoffen, hochprozentige Alkoholika, scharfe Gewürze.

Sehr wichtig sind auch langsames, gründliches Kauen und eine entspannte Atmosphäre bei den Mahlzeiten. Im Rahmen dieses Buches kann ich keine ausführliche Anleitung zur Umstellung auf makrobiotische Ernährung geben. Falls ich Ihr Interesse geweckt habe, verweise ich auf das Makrobiotische Gesundheitsbuch von Steve Acuff (→ Seite 106).

Die makrobiotische Philosophie

Makrobiotik ist im Grunde nicht nur eine Diät, sondern gibt Ratschläge für alle Lebensbereiche. Empfohlen werden Atemübungen, Körperübungen (Literatur → Seite 107), ein friedliches und verantwortungsbewußtes Familienleben (die Familie gilt als Keimzelle der Gesellschaft), ein regelmäßiger Lebensrhythmus (früh aufstehen, vor Mitternacht ins Bett) und eine dankbare Lebenseinstellung den Gaben der Natur gegenüber. Der in aller Kürze vorgestellte Ernährungsplan (→ Seite 103) ist harmonisch zusammengestellt und sorgt dafür, daß Sie normalerweise mit den ausgeglichenen makrobiotischen Mahlzeiten vollauf zufrieden sind und keine Lust auf eine Tasse Kaffee, ein Stück Torte oder eine Packung Kartoffelchips haben.

Geregelte Lebensführung

So wird die Umstellung auf Makrobiotik ein Erfolg

Die neue Ernährung sollte Ihnen nicht zur Mühsal, sondern zur Stärkung und Freude gereichen. Dazu müssen aber einige Grundbedingungen erfüllt sein:

- Sie müssen sicher sein, daß Sie die Verantwortung für Ihre Gesundheit selbst übernehmen wollen.
- Sie sollten von Ihrer Familie oder von Freunden unterstützt werden. Ganz ohne Hilfe ist diese Ernährungsumstellung nicht einfach.
- Sie selbst (oder derjenige, der für Sie kocht) sollten makrobiotische Kochkurse (→ Seite 105) besuchen, damit Sie die vielfältigen Möglichkeiten der Makrobiotik auch in der eigenen Küche nachvollziehen können.
- Lassen Sie sich von einem qualifizierten Makrobiotikberater über Ihre spezielle gesundheitliche Situation und einzelne Lebensmittel, die Sie meiden oder besonders häufig essen sollten, informieren (Adressen → Seite 105).

»Grundregeln«

Zum Nachschlagen

Adressen, die weiterhelfen

Amalgamentfernung: Internationale Gesellschaft für ganzheitliche Zahnmedizin, Franz-Knauff-Straße 2-4, 69115 Heidelberg (bei Anfragen bitte frankierten und adressierten Rückumschlag beilegen)

Artemisia: Bio-Apotheke, Frauenstraße 17, 80469 München

Bakterienpräparate aus den USA (Bifido Factor, M.F.A., Pro-Bifidonate, Superdophilus, Vitaldophilus): Bio-Apotheke, Frauenstraße 17, 80469 München; Gesundheitskontor, Postfach 22, 24852 Eggebek

Beratungsstellen für seelische Probleme: Die Adressen von städtischen Beratungsstellen erfahren Sie über die Stadt- oder Gemeindeverwaltungen, die Adressen von kirchlichen Beratungsstellen über das Diakonische Werk (evangelische Kirche) oder die Caritas (katholische Kirche). Die Beratung bei allen diesen Stellen erfolgt kostenlos und ist auch in den kirchlichen Stellen nicht konfessionsgebunden.

Chelattherapie: Deutsche Gesellschaft für Chelattherapie, Dr. C. Martin, Klinik Die Vier Jahreszeiten, 83700 Rottach-Egern

Förderverein Medizinische Ökologie, Hauptstraße 14, 34308 Emstal

Hefefreie Selenpräparate: Bio-Apotheke, Frauenstraße 17, 80469 München

Hefefreie Vitaminpräparate: Bio-Apotheke, Frauenstraße 17, 80465 München

Lentinus edodes-Pilzextrakt in Kapselform: Gesundheitskontor, Postfach 22, 24852 Eggebek

Lichttherapie gegen Winterdepressionen wird an den psychiatrischen Instituten vieler Universitätskliniken und großer Krankenhäuser durchgeführt

Leuchten zur Lichttherapie gegen Winterdepressionen: Firma Bio-Licht, Obergünzlstraße 46, 84579 Unterneukirchen

Makrobiotikberatung und makrobiotische Kochkurse: Adressen von Makrobiotikberatern vermitteln: Internationales Makrobiotik-Institut, Kientalerhof, CH-3723 Kiental; Kushi-Institut Deutschland, Möllner Straße 100, 21514 Büchen; Kushi-Institut Nordeuropa, Weteringschans 65, NL-1017 RX Amsterdam

Nystatin-Pulver: Bio-Apotheke, Frauenstraße 17, 80469 München

Orthica-Präparate: Orthica Wuppertal, Kontaktbüro, Eylauer-straße 3, 42277 Wuppertal

Paramicrocidin: Bio-Apotheke, Frauenstraße 17, 80469 München

Selbsthilfegruppe Chronisches Müdigkeits-Syndrom: Immun-dysfunktion e.V., Duisburger Straße 7, 40477 Düsseldorf

Selbsthilfegruppen für Alkoholabhängige: Anonyme Alkoholiker Deutschland (AA), Landwehrstraße 9, 80336 München; Blau-es Kreuz der Evangelischen Kirche e.V., Dieterichsstraße 17a, 30159 Hannover (überkonfessionell); Deutscher Guttempler Orden e.V., Adenauerallee 45, 20097 Hamburg

Selbsthilfegruppe bei Eßsucht, Übergewicht und Süßigkeiten-sucht: Anonyme Eßsüchtige, Postfach 106206, 28062 Bre-men

Selbsthilfegruppen bei seelischen Problemen: Emotions Anony-mous – Interessengemeinschaft e.V. (EA), EA-Kontaktstelle, Hohenheimer Straße 75, 70184 Stuttgart

Selbsthilfegruppen bei Betäubungsmittel- und Medikamenten-abhängigkeit: Narcotics Anonymous, Postfach 1272, 63329 Egelsbach

Vollblutuntersuchung auf Mineralstoff- und Vitaminmangel-zustände: Dr. Bayer GmbH & Co., Bopserwaldstraße 26, PF 100445, 70184 Stuttgart

Vollspektrumleuchtstoffröhren: Firma Bio-Licht, Obergünzl-straße 46, 84579 Unterneukirchen

Zahnärztliche Funktionstherapie: Zahnärztlicher Arbeitskreis Kempten e.V., Postfach 1527, 87405 Kempten

Bücher, die weiterhelfen

Acuff, S., *Das makrobiotische Gesundheitsbuch,* Goldmann Verlag, München

Alternatives Branchenbuch, erscheint jedes Jahr aktualisiert im Altop Verlag, München

Bachmann, R. M./Burghardt, L., *Wie neugeboren durch Kneip-pen,* Gräfe und Unzer Verlag, München

Calatin, A., *Die Rotationsdiät,* Heyne Verlag, München

Cardas, E., *Atmen – Lebenskraft befreien,* Gräfe und Unzer Ver-lag, München

Coca, A., *Der Pulstest,* Hyperion Verlag, Freiburg

Dennison, P., *Befreite Bahnen,* Verlag für Angewandte Kinesiologie, Freiburg

Epstein, G., *Gesund durch die Kraft der Vorstellung (Visualisierungsübungen),* Kösel Verlag, München

Finck, H., *Freundliche Bakterien – die unsichtbaren Helfer,* Ehrenwirth Verlag, München

Flade, Sigrid, *Allergien natürlich behandeln,* Gräfe und Unzer Verlag, München

Flade, Sigrid, *Seelische Störungen natürlich behandeln,* Gräfe und Unzer Verlag, München

Gauthier, Y., *Das Gesundheitsbuch für die Zähne,* Scherz Verlag

Hay, L., *Das Körper- und Seeleprogramm,* Heyne Verlag

Jenny, E., Keshava, D., *Yoga – Grundkurs für Anfänger,* Gräfe und Unzer Verlag, München

Kushi, M. und A., *Das große Buch der makrobiotischen Ernährung und Lebensweise,* Ost-West-Bund Verlag, Völklingen

Kushi, M., *Michio Kushi`s Do-In-Buch – Übungen zur körperlichen und geistigen Entwicklung,* Verlag Bruno Martin, Südergellersen

Langen, D., *Autogenes Training für jeden,* Gräfe und Unzer Verlag, München

Markus, H./Finck, H., *Ich fühle mich krank und weiß nicht warum – Candida albicans, die maskierte Krankheit,* Ehrenwirth Verlag, München

Markus, H./Finck, H., *Umweltmedizin,* Scherz Verlag, München, Zürich

Markus, H./Finck, H., *Warum fühle ich mich ständig krank – das Schimmelpilzproblem,* Ehrenwirth Verlag, München

Mühleib, Dr. Friedhelm, *Fit, schön und gesund – Vitamine,* Gräfe und Unzer Verlag, München

Pfeiffer, Dr. med. Amrei, *Magen-Darm-Beschwerden natürlich behandeln,* Gräfe und Unzer Verlag, München

Triebel-Thome, A., *Feldenkrais – Bewegung, ein Weg zum Selbst,* Gräfe und Unzer Verlag, München

Beschwerden- und Sachregister

Impressum

Inhaltlich unveränderte Neuausgabe von
Chronische Müdigkeit natürlich behandeln,
Gräfe und Unzer Verlag GmbH 1993
© 1994 Gräfe und Unzer Verlag GmbH, München
Alle Rechte vorbehalten. Nachdruck, auch auszugsweise, sowie
Verbreitung durch Film, Funk und Fernsehen, durch fotomechanische
Wiedergabe, Tonträger und Datenverarbeitungssysteme jeder Art nur
mit schriftlicher Genehmigung des Verlages.

Redaktion: Doris Schimmelpfennig-Funke
Korrektorat: Michael Kurth
Zeichnungen: Gerlind Bruhn
Layout und Umschlaggestaltung: Heinz Kraxenberger
Herstellung: Ina Hochbach
Druck: Wagner, Nördlingen
Bindung: Oldenbourg, Kirchheim bei München

ISBN 3-7742-1704-1

Auflage   5   4
Jahr   98   97   96   95